我们是历史

藏在国宝背后的故事

3

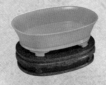

陈晓敏 著

北京理工大学出版社
BEIJING INSTITUTE OF TECHNOLOGY PRESS

▎序

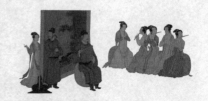

　　旅行，已经成为现代人生活不可或缺的一部分。去一个地方旅行时，因为陌生，好奇心会使人们不断地追寻，这是为什么，那是为什么。如何能够快速又深入地了解一个地方，最好的办法莫过于去当地的博物馆。因为每一座博物馆所收藏的历史文物，最能够代表一个时期的审美情趣和历史价值。每件文物背后一定会有一段精彩的故事，每段故事就是一段历史。历史是什么？历史就是时间累积，也是时间的记忆。每个人、每个家庭、每个乡村、每座城镇、每个国家，都有着独一无二的历史。因而一个国家的历史就是一个国家的记忆。我们都知道如果一个人记性不好，做事无序，就会影响他的人生。同样，一个国家不善于总结分析历史，在当下就会犯错误，所以才会有"读史使人明智"的说法。最重视历史的国家非中国莫属，中国从商代开始就有了专门的史官。因此，中国的历史资料也是最多的，仅一套"二十四史"就有四千万字，可谓浩如烟海，汗牛充栋，所以才会有"不读中国史，不知中国的伟大"的说法。

　　天地玄黄，沧海桑田，中国万花筒般的历史，色彩斑斓，千变万化。中国古人以无穷的智慧将中国千万年的历史浓缩在一件件文物之上，那些距今几千年甚至几万年的历史文物，它们曾是当时人们物质生活中不可或缺的生活用具。这些器物以它的形象、性能、用途、制作方法，等等，从不同的侧面忠实地记录了中华民族的历史。中华文明在历史长河中，创造了丰富而灿烂的历史文化，但是随着时间的推移，我国原有的传统文化大量沉寂成了博物馆养在"深闺"的没有生命的"化石""睡美人"。针对这一情况，习总书记提出了"让收藏在博物馆里的文物、陈列在广阔大地上的遗产、书写在古籍里的文字都活起来，让中华文明同世界各国人民创造的丰富多彩的文明一道，为人类提供正确的精神指引和强大的精神动力"的观点。由此，博物馆人改变工作思路，让更多有故事的藏品走到了前台，古朴典雅的瓷器，沧桑厚重的青铜器，栩栩如生、气韵浑然天成的书画作品，不仅让人们感受到了文物本身的魅力，而且感受到了千年中国传统文化的力量。岁月失语，唯物能言。

《我们是历史：藏在国宝背后的故事》以全新的视角解读五千年中国史。本书带领读者穿越古今王朝，探访先贤智者，重点讲述国宝背后鲜为人知的故事和曲折经历。在引人入胜、跌宕起伏的故事中，探寻中华文化魂魄，让读者置身其中，领略中华文化的价值与魅力。

从头骨化石到宋元明清的器物，从江南水乡到草原大漠，用文物讲述历史，用文物梳理钩沉中华文化，厘清中华文明独特的审美、发展脉络和价值观，为更多青少年、历史文物爱好者揭开文物神秘的面纱，打开历史探索之门。此书摒弃了"长篇论述""晦涩难懂的专业术语"，以短小的篇幅适应新时代文化传播特征，让繁忙的现代人通过碎片化的时间，可以"快速充电"，让更多人了解中华文化之源，在不知不觉间读懂中国五千年文明史，增强文化自信心，自觉传承中华优秀传统文化。

中国社会科学院民族学与人类学研究所研究员　**刘凤翥**
契丹文字专家

目录
CONTENTS

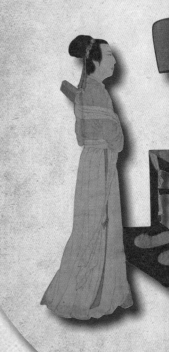

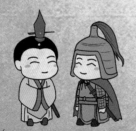

螺钿紫檀五弦琵琶

——飞天所持的人间神品

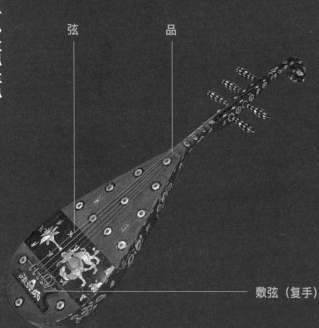

弦　　　　品

敷弦（复手）

时　　代　唐朝

尺　　寸　长 108.1 厘米，最大腹宽 30.9 厘米

属　　性　乐器

收 藏 地　日本宫内厅正仓院北院

地　　位　世界唯一五弦琵琶，正仓院北仓宝库第一名品，御物等级文物

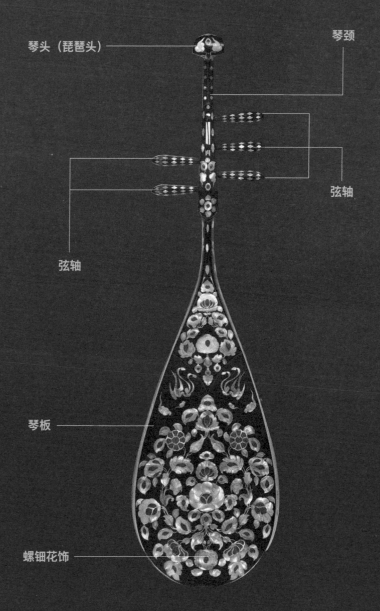

琴头（琵琶头）

琴颈

弦轴

弦轴

琴板

螺钿花饰

天平胜宝八年（756 年）6 月，日本第 45 位天皇——圣武天皇驾崩，悲伤的光明皇后时常去东大寺的卢舍那佛前长跪。天皇生前和她仿效邻国大唐武则天创建大云寺，以举国之力造了大佛，为国为民祈福。虽然天灾人祸不断，但他们都平安地度过了，如今天皇走了，他一定会前往卢舍那佛的华藏世界里安住。为了让圣武天皇尽快去往极乐世界，光明皇后决定向东大寺卢舍那佛奉献皇室 600 多件宝物……

2019 年 10 月 14 日，东京国立博物馆以奈良东大寺内正仓院宝物为中心，举办了一场盛大的展览。一千多年前光明皇后捐献的那批宝物就在其中，被人称为"史上最强的正仓院展"。而正仓院北仓宝库第一名品——精美绝伦的唐朝螺钿紫檀五弦琵琶赫然在列，它在盛唐时随日本遣唐使传至东瀛，深受日本圣武天皇珍爱。要知道，它在世人面前露面的机会屈指可数……

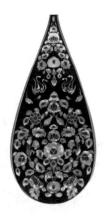

螺钿紫檀五弦琵琶——

飞天所持的人间神品

琵琶的盛衰

琵琶原称"批把",是指在马上弹奏的乐器,前弹为批,后挑为把,故名。在中国已有两千多年的历史,属于北方少数民族使用的弹拨弦鸣乐器。古时,人们把敲、击、弹、奏都称为鼓,称当时的游牧民族在马上弹琵琶为"马上所鼓"。

秦时琵琶就已出现,圆形,长柄,四弦。汉时由于丝绸之路的开通,西域的乐人通过丝路,把源于古印度的五弦琵琶引入中国。从南北朝到隋唐的五百多年间,五弦琵琶非常盛行,并进入宫廷,成为诸多乐宴之中的

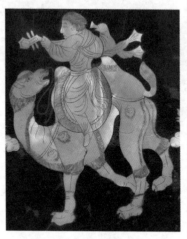

螺钿骑驼人抚弹琵琶图

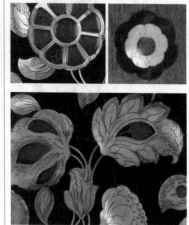

螺钿花卉

主要乐器。

　　唐朝是中国琵琶发展的高峰时期，上至宫廷乐队，下到民间演唱，琵琶都处于领奏地位。得益于此，琵琶从演奏技法到制作构造上也都有了变化：演奏时由横抱改为竖抱，手指轮拨也替换了原来的拨子弹挑，左右手指法都有变化；颈部变曲加宽，下部共鸣箱由宽变窄，音位由四个增至十六个。这一时期，出现了很多优秀的琵琶演奏者和乐曲。

　　宋朝以后，出于对风头正盛的游牧民族的戒备心理，琵琶失去了宫廷的支持，弹奏技艺逐渐失传，五弦琵琶逐渐被构造大致相同的四弦琵琶所替代。现今，只能在敦煌壁画上看到飞天弹奏此种乐器，世上仅存的一把五弦琵琶，即现存于日本东大寺正仓院的螺钿紫檀五弦琵琶。

E 东 大 寺 正 仓 院

建于公元 8 世纪中期的东大寺，位于日本奈良市杂司町，由圣武天皇下令敕造，为华严宗的大本山。圣武天皇过世后，光明皇后为悼念丈夫，在东大寺的一个角落，建了一所称为"正仓"的建筑，用来安放丈夫的遗物。几个正仓集中在一起被称为"正仓院"。"正仓院"遂成为保管寺院和皇室财产的仓库。

正仓院现在由日本内阁府宫内厅管理，收藏的圣武天皇和光明皇后遗物共有 9000 余件，含家具、乐器、玩具、兵器和服饰等，里面的精品不仅出自日本本土，还有从中国唐朝、朝鲜半岛新罗、伊朗、印度、罗马、埃及等地而来的文物，甚至有人赞誉说它就是"丝绸之路的终点"。

奈良时代，正逢唐朝全盛，这期间日本有过两次特大规模的遣唐使，一次是 733 年到 734 年，另一次是

752 年到 754 年，鉴真东渡正是在那个时候。因为对唐朝的追捧及鉴真东渡弘法的影响，正仓院收藏了数百件盛唐艺术珍品，绝大部分是世上仅存的孤品。正因为如此，它被认为是迄今保留唐朝艺术品最全面、最丰富、最有价值的宝库。

 绝世孤品

紫檀色调深沉，大方美观，一直被视为木中极品，

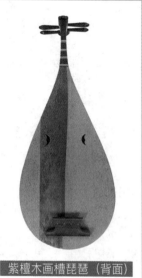

同仓收藏

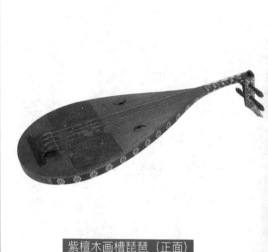

紫檀木画槽琵琶（背面）   紫檀木画槽琵琶（正面）

故有"一寸紫檀一寸金"的说法。以紫檀木打造器物的记载始于唐代。

螺钿紫檀五弦琵琶以紫檀为主体，以梓木为腹板，梨形音箱，直项，置五弦。琴轸分列琴头两侧，左三右二，通身镶嵌螺钿，并嵌螺钿骑驼人抚弹琵琶图。腹面杆拨处还贴以玳瑁薄片，背面镶嵌宝相花纹。整器经由工匠的精心打磨、雕刻、抛光，泽如翡翠，华贵大方。

螺钿

"螺"为湖海之中的螺蚌壳，"钿"则指将金、银、宝石等镶嵌在器物上作为装饰的工艺，是中国特有的一种传统艺术。"螺钿"就是将螺壳与海贝（主要是夜光贝）磨制成人物、花鸟、几何图形或文字等薄片，根据画面需要而镶嵌在器物表面。这种工艺最早源于商朝漆器，唐朝时非常成熟，明朝多用于漆器，清朝达到鼎盛，广泛用于家具装饰。

《祭侄文稿》

——『安史之乱』的国仇家恨

宣和书谱颜真卿祭侄季明文。知在钱塘，传闻数年。辛丑岁，因到江浙，得於鲜于家。诸公聚观，以为在世颜书中第一。

（朱文"张晏私印"一枚）

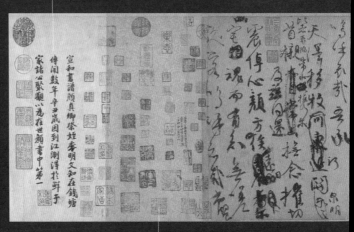

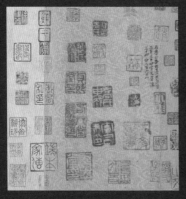

据记载，《祭侄文稿》曾被北宋内府收藏，元朝人张晏、鲜于枢，明朝人吴廷，清朝人徐乾学、王鸿绪亦收藏过。入清宫后，珍藏在内府里。

乾隆皇帝在七十岁时所用的"五福五代堂古稀天子宝"之印。

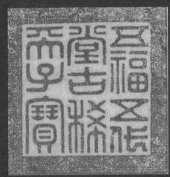

公元8世纪的前半期，世界格局没什么大的变化，全盛时期的阿拉伯帝国与大唐帝国在中亚的怛罗斯发生了一次碰撞，这是当时世界的两大超级帝国的第一次直接交锋，以唐军的失败而告终。

不久之后，"安史之乱"爆发，导致唐帝国全面退出西域，阿拉伯帝国趁机控制了中亚及一部分西域。这场突如其来的浩劫中断了唐帝国盛世繁华的历程，使其被迫进入没落之路。这个世纪下半期，极盛的阿拉伯帝国也慢慢停止了对外扩张的脚步。

在北亚，回鹘汗国占尽突厥故地，称霸草原；南亚的印度境内，三国争霸越演越烈。而西欧的加洛林王朝在查理曼大帝的统治下，开启了征服欧洲的步伐。

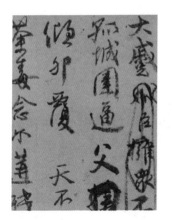

《祭侄文稿》——

"安史之乱"的国仇家恨

E "安史之乱"的硬骨

公元755年，身兼范阳、平卢、河东三镇节度使的安禄山，率兵15万，以"忧国之危"、奉密诏讨伐杨国忠为借口起兵范阳，一场导致唐朝由盛而衰的"安史之乱"爆发。当时平原太守颜真卿与镇守常山的堂兄颜杲（gǎo）卿，誓要一起抵抗叛军。

756年，跟随安禄山一起反叛的史思明攻打常山郡，颜杲卿求救未果，只得率众人坚守城池，昼夜防守，终因寡不敌众，与儿子颜季明一同被俘。因誓死不降，导致颜家30余口人大多被虐杀。两年后，颜真卿才找回

17

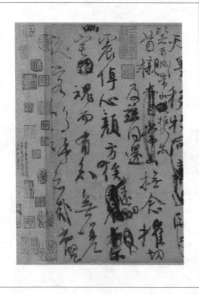

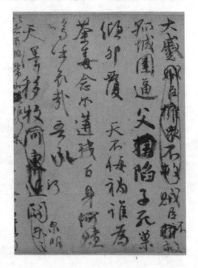

侄子颜季明的头骨。当他用双手捧着侄儿的遗骸时，悲痛欲绝。堂兄一家的风骨让他骄傲，但就义时的惨状又让他愤慨，泪水之中，他疾书而就《祭侄文稿》。

E 以死明志

颜真卿（709年—784年），字清臣，今陕西西安人，出身于世家望族，以书法和文学显闻。他自幼文思聪慧，书法精妙，师从张旭，擅长行书和楷书。其正楷端庄雄伟（"颜体"），行书气势遒劲，对后世影响很大。

颜真卿一生刚正不阿，为官清正，曾经因为得罪权臣杨国忠而被贬出京城。"安史之乱"时，面对国难，他挺身而出，力抗叛军。783年，叛将淮西节度使李希烈攻陷汝州，朝廷派颜真卿去叛军营中传达朝廷旨意，他没有推辞，不顾阻拦毅然前往。面对李希烈的威逼利诱，他不肯投降，最终被缢杀。消息传回，三军痛哭，唐德宗为此废朝五日。

E 《祭侄文稿》

《祭侄文稿》为行草，是颜真卿情绪难平时所写，舛错之处很多，时有涂抹，然而丝毫没有影响它成为中国书法的又一座高峰。全稿共234字，又涂抹34字，合计268字。追叙了常山太守颜杲卿父子一门在安禄山叛乱时，挺身而出，坚决抵抗，以致"父陷子死，巢倾卵覆"、取义成仁之事。侄子颜季明往返于常山、平原之间，为他和堂兄传递消息，使两郡联结，共同效忠唐室。其后常山郡失陷，侄子横遭杀戮，归葬时仅存头颅。

在极度悲愤之下，此幅字写得凝重峻涩却又神采飞动，行笔忽慢忽快，字与字之间似断还连笔，行文或细筋盘行，或铺毫直下，跌宕多姿，奇趣横生。末尾几行，由行变草，迅疾奔放，一泻而下，气势磅礴，读之撼魂震魄。

▣ 颜体 ▣

指唐代书法家颜真卿独有的字体风格，他和柳公权合称为"颜柳"，有"颜筋柳骨"之称。"颜体"是针对颜真卿的楷书而言的，其正楷端庄雄伟，结构方正，笔画横轻竖重，笔力雄强圆厚，气势雄浑。他的书法风格成为盛唐气象的鲜明标志之一。

大秦景教碑

——包容国风下的宗教自由

时　　代　唐德宗

尺　　寸　通高 279 厘米

属　　性　碑刻

出 土 地　陕西西安城西

收 藏 地　陕西西安碑林博物馆

地　　位　国家一级文物，镇馆之宝，首批禁止出国（境）展览文物之一，
　　　　　世界四大名碑之一

公元 635 年，当历经跋涉、风尘仆仆的阿罗本终于到达长安，望着热闹非凡的街道时，禁不住湿了眼眶。这个以坚毅和自律著称的叙利亚人身负传教的神圣使命。当时中亚地区的动荡不安对大唐王朝通往欧亚各国的丝路来说，是一个隐患，敏感的他很快就抓住了这个契机，决意前去长安面见唐太宗，为景教在中国的传播寻求皇室的支持。

在国风包容的唐朝，名声良好的他很快就联系上了身居要职的西域人士，再经长安城内高级别官员的引荐，顺利地达成了愿望。

让他意外的是，唐太宗非常重视这件事，不但亲派宰相房玄龄接他入城，还安排了隆重的接待礼节。这之后，胸怀宽广的大唐天子亲自聆听了他的宣讲，翻阅了他携带的经书，允准他和他的随从留下传教，为方便他们翻译经书，还派人协助兴建大秦寺。自此，景教在中国进入了150 年的快速发展时期。

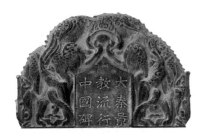

大秦景教碑——

包容国风下的宗教自由

E 被洋人惦记上的石碑

明天启三年（1623年），陕西西安郊外的一群农民正在挖地基建房子，没想到无意中挖出了一块巨大的石碑。清理干净后，人们发现，这块石碑可不简单：上面密密麻麻写满了字，还夹杂一些难以分辨的神秘数字；就碑头上的"大秦景教流行中国碑"几个字很清晰。

没多久，这个消息就传遍了村里村外，很多西方传教士都跑来看，还争相拓片，甚至还把拓片译成拉丁文寄回欧洲母国。听他们说，这碑身上刻的是波斯文字，是唐朝的遗物。这一来，可就有不少洋人动起了歪脑筋，

23

使了不少暗招想把这块石碑偷走。村民们不喜欢这些起了坏心的西洋传教士，怕他们真把碑偷走了，就秘密把它运到附近的金胜寺，交寺僧保管。在金胜寺，它安安稳稳地留存了几百年，直到清末，被移至西安碑林。

E 大秦景教

"大秦"是古中国对罗马帝国及近东地区的称呼，汉时开通的丝绸之路中，罗马是西方的终点。公元 5 世纪初，叙利亚人聂斯托利在波斯立教，不久，出任君士坦丁堡大主教。由于他认为耶稣既具神性又有人性，而被基督教教会革除职务，驱出教会，他创立的教派也被定为异端。受此影响，他本人也被东罗马皇帝逐出国境，客死埃及。他的追随者在他死后逃至波斯，得到波斯国国王的保护，成立了独立教派，更名为"亚述教会"，又称"迦勒底教会"，以中亚地区为中心进行宣教。

7 世纪初，聂斯托利派传入中国，被称为"景教"，意即"正大光明之宗教"。自唐太宗之后的历代君主对于景教都很宽容，直到 9 世纪时唐武宗灭佛时受到牵连。最盛时，景教在唐朝"法流十道""寺满百城"，不少景教教徒还在朝廷和军中担任要职。

781年，由长安地区景教主教伊斯出资，教徒景净撰文，朝议郎前行台州司士参军吕秀岩书写，大家一起在大秦寺中立了一个"大秦景教流行中国碑"，详细记述了景教在中国的流传经历。此碑历经一千余年，是中西文化交流及早期基督教传入中国的最早和唯一见证物。因其独特的历史地位，与大英博物馆埃及罗塞塔碑、法国巴黎卢浮宫的摩押碑和墨西哥国家博物馆的阿兹特克授时碑并称为"世界四大名碑"。

Ｅ 大秦景教流行中国碑

该碑石灰岩质地，上为螭首，碑额处刻祥云和莲台托着一个十字架，上以楷书刻"大秦景教流行中国碑"。中为碑身，共刻有1780个楷书汉字，讲述了景教的教义及传入中国的过程和发展，还歌颂了在朝中任职的伊斯对景教传播的贡献。碑侧及碑身下部刻有七十余个叙利亚文字的景教僧名及其职称。碑下为托碑神兽赑屃（bì xì）。

845年，唐武宗灭佛时，景教池鱼遭殃，此碑被景教徒埋入地下，自此沉睡。直到700多年后重见天日，被移置金胜寺（唐代称崇圣寺）。清末战乱，金胜寺不存，碑石暴露旷野多年。1907年，丹麦记者何乐模（Frits V.Holm）密谋盗碑失败，陕西巡抚曹鸿勋将原碑入藏西安城内碑林。

三夷教

这是对隋唐时期的三大外来宗教祆（xiān）教、景教和摩尼教之称。祆教，源自波斯（发源地约在今伊朗），原名叫"索罗亚斯德教"，以其先知命名，因崇拜火被称为"拜火教"。祆教虽得到唐政府官方认可，但明令禁止汉人信仰。景教是基督教的聂斯托利派在中国的称呼，唐武宗灭佛后，景教在唐朝逐渐绝迹。摩尼教，由公元3世纪中叶波斯人摩尼所创立，它更为人所知的一个名字为"明教"。唐玄宗时受到压制，但"安史之乱"后借回纥力量在唐朝境内再次兴盛，唐武宗灭佛后受到打击而分化。

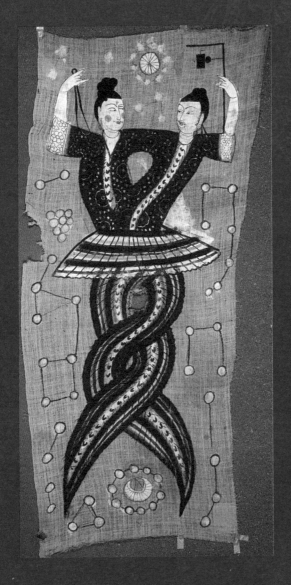

伏羲女娲图

——墓室里的小宇宙

时　　代　唐朝
尺　　寸　纵横长度不一
属　　性　绢画或麻布画
出　土　地　新疆阿斯塔那古墓群
收　藏　地　新疆维吾尔自治区博物馆

20世纪，新疆吐鲁番的阿斯塔那古墓群经历了一场劫难。一批不怀好意的陌生人以探险的名义蜂拥而至，不但惊扰了它们一千多年的沉睡，还把深埋地下、保存完好的珍宝也费尽心思地盗走。这些疯狂的面容中有英国人斯坦因、俄国人科兹洛夫、德国人勒科克及日本人橘瑞超。仅斯坦因一人就盗劫了 323 大箱文物，据说在中国和中亚境内累死的骆驼就多达 300 多头。

目前，印度新德里、法国巴黎、英国伦敦、俄罗斯圣彼得堡、德国柏林、瑞典斯德哥尔摩、日本东京、美国堪萨斯等地的 12 个国家博物馆均收藏着吐鲁番的古代文物。

从 1959 年 10 月开始，中国开始组织自己的考古学者，有计划地先后 14 次对阿斯塔那古墓进行抢救性发掘，共清理墓葬 456 座，出土了上万件珍贵文物。2019 年年初，中央电视台《国家宝藏》第二季推出了阿斯塔那古墓群中出土的《伏羲女娲图》，只见在一个充满神秘风情的土地上，中国古代神话中的人类始祖伴着日月星辰冉冉升空……

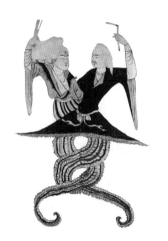

伏羲女娲图——

墓室里的小宇宙

古高昌

　　古高昌位于今新疆吐鲁番市高昌区东南，是古时西域交通枢纽，也是古代新疆政治、经济、文化的中心之一。公元 439 年，北魏拓跋焘率军围攻姑臧（zāng，今甘肃武威市凉州区），沮渠牧犍（qián）出降，其弟沮渠无讳逃亡至高昌称王。460 年，柔然攻破高昌灭北凉，立阚（kàn）伯周为高昌王，定都高昌城，自此，吐鲁番盆地进入以汉文化为主体的古高昌时期。此后，高昌先后经历了张孟明、马儒、麴（qū）嘉为王时期，直到 640 年被唐朝所灭，置高昌县，后归安西都护府管辖，"安史之乱"时被回鹘侵占。

630年，原依附于西突厥的高昌不堪保护者的频繁内乱，决定另寻他主。为显诚意，高昌王麹文泰亲自到长城觐见唐太宗，受到了盛情款待。然而两者的"蜜月期"并没有持续太久，在稳定下来的西突厥支持下，翻脸的麹文泰不但阻断了丝绸之路，截留他国贡品，还联合西突厥攻打归附唐朝的西域小国。得知消息的唐太宗震怒异常，果断派大军远征高昌。640年年初，当唐朝军队到达时，西突厥援军不战而逃，原本心存侥幸的麹文泰惊恐而死，其子投降，高昌并入唐朝，改名西州（治所高昌）。

E 伏 羲 女 娲 图

在新疆阿斯塔那古墓群出土的文物中，有很多上宽下窄的绢或麻布画，上面绘制着大同小异的伏羲女娲图。它们多出自夫妻合墓，用木钉钉在墓室顶部，画面朝下，正对墓主，仅有少数折叠包裹放在死者身旁。

从图上看，这些伏羲女娲图都遵循着古时男左女右的画法，伏羲、女娲两人皆人面蛇身，上身相拥，相互凝视；伏羲持矩，女娲持规，天圆地方，矩规定世；两人下身蛇尾相交，尾部内勾；他们头顶日，尾悬月，

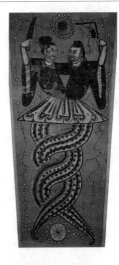
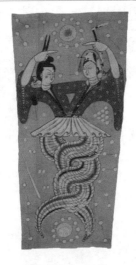
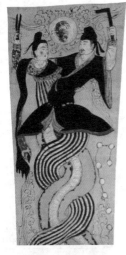

伏羲女娲图（新疆维吾尔自治区博物馆藏）

伏羲女娲图（新疆维吾尔自治区博物馆藏）

伏羲女娲图（新疆维吾尔自治区博物馆藏）

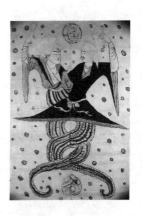
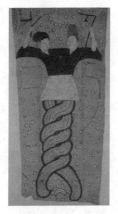
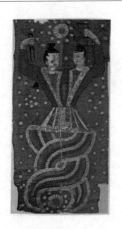

伏羲女娲图（新疆维吾尔自治区博物馆藏）

伏羲女娲图（北京故宫博物院藏）

伏羲女娲图（韩国中央博物馆藏）

二十八星宿散落其周围，彗星闪烁，显示了茫茫宇宙的辽阔，人类始祖阴阳相合，高浮其中，神圣而崇高。

据考证，伏羲女娲图始现于麹氏高昌王朝时期，唐时尤其盛行。从墓主人大多是汉人来看，它们就像墓主人为自己营造的一个小宇宙，表达了背井离乡、生活在高昌地区的汉民溯古求源、渴望再生，祈求与神明沟通的愿望。

E 始 祖 传 说

伏羲，华夏民族人文始祖、三皇之一，是中国文献记载最早的创世神和男性始祖，他仰观天象定历法，俯视大地察规律，制八卦通神明。女娲亦为华夏民族人文先始，中国上古神话中的创世女神，抟土造人、炼石补天。

伏羲和女娲被视为中华民族的祖先并受到崇祀，有关他们的传说，流传的地域极为广泛。汉时，伏羲、女娲以创造日月万物的造物主和繁衍人类的先祖而成为华夏黎民共同信奉的神祇（qí）。人们相信，人类是由伏羲和女娲兄妹结婚而来，他们教会了人类制作工具、种植耕田、渔猎畜物、天象预测等，又制定了天文历法和婚丧嫁娶等制度。湖南长沙马王堆汉墓出土的 T 字形帛画，是迄今所知最早的与伏羲女娲有关的图像。两人人首蛇身的造型，源于我们祖先的蛇图腾，这与后来的"龙文化"一脉相承。

伏羲女娲形象在汉至唐时屡见不鲜，甚至随着丝绸之路传播到远离中原统治中心的地方。1983年联合国教科文组织的《国际社会科学》杂志试刊号就以新疆吐鲁番出土的伏羲女娲画为首页插图，题名为"化生万物"，因为画所表现的形状与人类生物遗传结构——脱氧核糖核酸分子的双螺旋结构相似。

阿斯塔那古墓群

位于中国西北部新疆维吾尔自治区的吐鲁番市，是西晋至唐代高昌城居民的公共墓地，葬入的以汉人为主，同时有车师、突厥、匈奴、高车以及昭武九姓等少数民族。这里长眠的既有达官贵族、威武将军，也有平民百姓、下层兵士。出土文物涉及高昌城居民政治、经济、文化、军事等各个方面，因而被当今学者称为"高昌的历史活档案，是吐鲁番地区的地下博物馆"。

敦煌星图

——唐朝时的那片星空

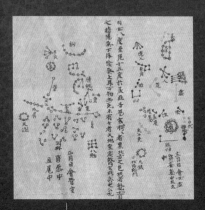

每月星图之间的文字说明了太阳所在位置的十二次起点和终点的度数；每月星图下方的文字，说明了太阳在二十八宿的宿次，黄昏和傍晚出现在正南方的星宿。

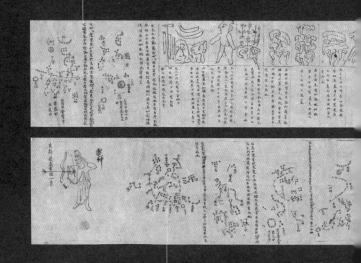

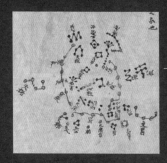

北斗星组群，用颜色区分了中国古代天文学家石申、甘德、巫咸三家的星象：甘德的星用黑点表示，石申和巫咸的星用橙黄色点加黑圆圈表示。

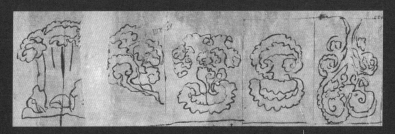

26 张形状各异的云图，并附文字说明其在占卜上的意义，惜现已不全。

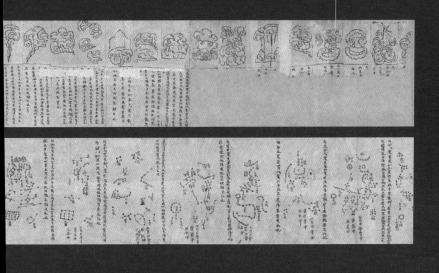

时　　代　唐中宗

尺　　寸　总长 3.94 米，宽 0.244 米，星图长 1.98 米

属　　性　绢画

发 现 地　甘肃敦煌莫高窟

收 藏 地　英国大英图书馆

地　　位　世界上最早的星图

公元 1900 年 6 月 22 日，甘肃敦煌莫高窟的道士王圆箓照例进行为保护莫高窟的筹集钱财活动。这天，他的助手杨果在清除今天第 16 窟的积沙时，突然发现此窟墙壁后好像是空的。深夜，两人避开耳目破壁探查，竟然在北侧甬道壁上找到一个小门，推门而入，里面不仅有一长宽各 2.6 米、高 3 米的方形窟室（现编号为第 17 窟），还有从 4 世纪到 11 世纪（即十六国到北宋）的历代文书和纸画、绢画、刺绣等文物 5 万多件，后来蜚声中外的"藏经洞"就此重现于世。

　　然而它的现世，带来的却是一场中国文物上的大劫难。先是英国人斯坦因、法国人伯希和、日本人橘瑞超和吉川小一郎的利诱，然后是俄国人奥登堡的掠夺，再是苏俄时白匪军的破坏、美国人华尔纳的盗剥，甚至 1910 年察觉这批文物价值的清政府，在运送敦煌经卷的路上，也一路失窃不断。

　　1931 年，荣辱参半的王圆箓去世，经他之手发现的藏经洞的文物却大多散布在了世界各地，推动了敦煌学的兴起。

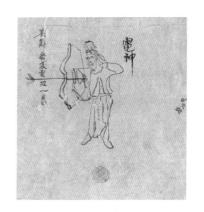

道士王圆箓

王圆箓（1849年—1931年），湖北麻城人，幼时家贫，成年后为生计漂泊四方，清光绪初年曾为肃州兵勇，后皈依道教，号法真。1897年，他到达敦煌莫高窟，在南区北段（今莫高窟第16窟东侧）建太清宫道观。

自到达莫高窟后，他就四处奔走，苦口劝募，省吃俭用，雇人清理洞窟积沙，将全部精力都用于修缮庙宇。1900年发现藏经洞后，他徒步50里报告敦煌县令，可惜没引起任何重视，只得到一个"就地保存"的命令。

他不甘心，又独自冒险走了800多里去找肃州道台廷栋，这位道台大人看了一番他带去的经卷，只感叹地说了一句："经卷上的字不如我的好啊。"

苦等三四年无果的王圆箓冒死给远在清宫里的老佛爷慈禧写了封密报信，却依旧石沉大海，杳无音信。直到1907年，他遇上了察言观色又能言善辩的英国人斯坦因，历经一番强烈的思想斗争，他还是在现实面前让了步，让号称被"圣僧玄奘感化"前来的斯坦因带走了24箱经书和5箱艺术品，斯坦因留下的钱财，王圆箓把它们全投入到了修缮中，个人不曾花费一分一银。

当斯坦因把敦煌文物运回欧洲，在世界上引起轰动后，清政府才意识到敦煌文物的价值，然而当时的官员们首先考虑的并不是如何保护它们，而是赶紧把剩下的东西抢为己有，从中分一杯羹。于是除了闻风而来的国外强盗外，一批批家贼也络绎不绝，这使得初心是保护敦煌莫高窟的王圆箓非常愤慨。他甚至对七年后再次前来的斯坦因抱怨说，早知这样会带来这么严重的散失，

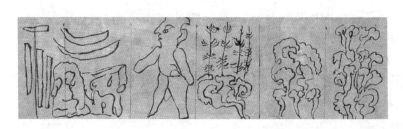

还不如当初把藏书全让给他了。

据说，82 岁的王圆箓是在装疯卖傻中去世的，他在逃避什么已经无从查证了，只有弟子们为他修建的"道士塔"，在莫高窟前沉默千年……

敦煌星图

敦煌星图是敦煌经卷中的一幅古星图，约绘制于唐中宗时期（705 年—710 年），是世界现存古星图中星数较多而又较古老的一幅，由斯坦因带回欧洲，现存于英国伦敦大英图书馆。

星图，是恒星观测的一种形象记录，它把夜空中持久的特征精确描述或绘制，是天文学上用来认星和指示位置的一种重要工具。中国古天文学家在先秦时就开始绘制星图，但留存下来最早的就是这幅唐代的敦煌星图。此图绘有十二时角星图各 1 幅，含至今可从天文台上观测到的 1300 多颗独立恒星；北极区星图 1 幅；云气图 25 幅，附占文；星图后还画有一电神。

星图从 12 月开始，按照每月太阳所在的位置把赤道带附近的天区分成十二份，每一份绘制成一幅平面图，下方文字点明太阳在二十八星宿的宿次及黄昏和

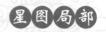

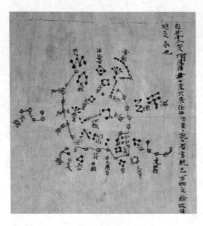

北天极地区星图　　　　　　电神像

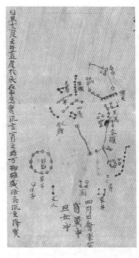

猎户座星图

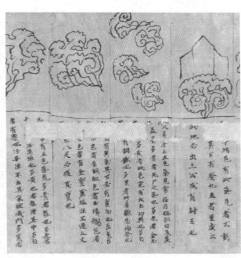

云气图

傍晚时出现在天空正南方的星宿；星图之间的文字说明的是十二次起点和终点的度数。北极附近的星图以北天极为中心呈圆形绘制。把北天极附近的星画在圆图上，把赤道上空的星画在横图上，这种绘法是现代星图绘制的鼻祖。

敦煌星图的绘制者用黑、红、白、黄等色区别了战国齐甘德、战国魏石申、商朝巫咸及其他天文学家。它虽然不是一幅正式的星图，仅是草摹本，但恒星之间的相对距离极为精细，依其可以推测出这幅星图的观测地在今西安、洛阳一带。

二十八星宿

中国古天文学名词。古天文学家把黄道附近的星象按方位分为东、南、西、北四宫，每宫七宿，每宿包含若干恒星。它们是为观测日、月、五星运行而划分的二十八个星区，用来说明日、月、五星运行所到的位置。古人把各宫七宿连缀而成的图形想象成不同异兽，故又有东方青龙七宿、南方朱雀七宿、西方白虎七宿、北方玄武七宿之称，谓之"天之四灵，以正四方"。

钱镠铁券
——中国最早的『免死金牌』

时　　代　唐昭宗
尺　　寸　纵 29.8 厘米，横 52 厘米
重　　量　约 132 两
属　　性　免死契约
收 藏 地　中国国家博物馆
地　　位　国家一级文物，中国现存于世最早的铁券实物

公元 7 世纪至 10 世纪，世界上先后存在过四个强盛的帝国，它们分别是西欧的查理曼帝国、东欧的拜占庭帝国、东亚的唐帝国和中西亚的阿拔斯帝国。

进入 9 世纪末时，除拜占庭帝国外，其余三大帝国不约而同都走向没落：随着虔诚者路易的去世，法兰克王国被一分为三；曾经风头无限的唐帝国和阿拔斯帝国，都在不断的起义之中消磨了气数。

而在东欧平原，一个新的国家基辅罗斯正在崛起，这个由维京人后裔所建立的君生制国家，以势不可挡的劲头冲进了 10 世纪。

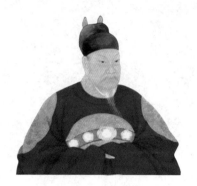

钱镠铁券——

中国最早的「免死金牌」

E 吴越钱家

　　吴越钱家指吴越国开创者钱镠（liú）及其后裔。钱氏一族名人辈出，主要生活在浙江、江苏东南部及上海等地。当代很多大家耳熟能详的名人都出自这个家族，如原外交部部长钱其琛、中国航天之父钱学森、中国原子弹之父钱三强、名作家钱钟书、国学宗师钱穆等。

　　钱镠（852年—932年）自幼习武，天资聪慧，成年后曾以贩卖私盐为生，后应募投军，展现出过人胆识和才华，因战功赫赫，深受朝廷重用。907年，朱温称帝后封钱镠为吴越王；923年，钱镠正式立国。立国后，他采取保境安民的政策，对外尊中原王朝为正朔，不断遣使进贡；对内鼓励垦田，修塘疏湖，使得吴越百姓安居乐业。在修身治家方面，他两度订立家训，后代子孙也严秉祖训，人才兴盛。

932年，享年81岁的钱镠因病而逝，消息传到后唐，朝廷为此废朝七日。

E 节度使钱镠

895年，时任浙江东道招讨使、彭城郡王的钱镠受命讨伐在越州自立为帝的董昌，被围困于越州的董昌向吴王杨行密求援，但援军均被钱镠的部队击败。第二年正月，杨行密再派人率军攻湖州无果后，回求朝廷赦免董昌之罪，但坚持认为董昌罪不可赦的钱镠拒绝服从，接到命令后没有撤兵。董昌多次出兵反攻，均以失败告终，无奈之下只好撤去帝号，复称节度使。不久，越州外城失守，退居内城的董昌只好向钱镠投降，布衣出城，在押解回杭州的途中被斩首（一说投江自尽）。

同年十月，唐昭宗任命钱镠为镇海、镇东两镇节度使，又加检校太尉、中书令，并赐一丹书铁券，也就是现在我们常在电视剧里看到的"免死金牌"，以表彰他击败董昌、保全浙江的功劳。自此后，两浙十三州基本都在钱镠的掌控之下，为其后封王建国奠定了基础。

钱镠铁券

因战功而得的铁券，形状如覆瓦片，上有楷书金字26行，共333字，上面记载了钱镠的官职、功勋及颁发此铁券的嘉奖和表彰之意，最后点明此铁券作用：获赐者将赦免9次死罪，子孙可以赦免3次死罪，若触犯国家其他律法，有关官员也不得过问。此种铁券分左

吴越国传世文物

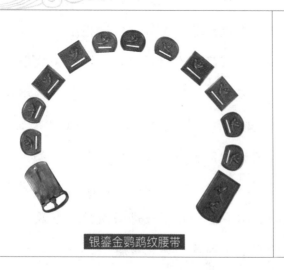

银鎏金鹦鹉纹腰带

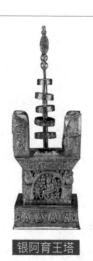

银阿育王塔

右两片，左券颁发给功臣，右券保存于内府，当两券相合时，免罪的功能就可以实现了。

此铁券作为吴越国的国宝，一直被小心地存放在王宫内。北宋建立后，吴越王钱镠之孙钱弘俶纳土归降，宋朝廷承认此铁券上的免罪特权依然有效。钱氏家族的荣耀和根基代代相传，直到清末。钱氏后人还为此专门盖了一栋三层小楼用来藏守铁券，并一直有人护守。1951年，这件铁券被从钱氏祠堂中取出，移交给国家保管。

丹书铁券

丹书铁券是古代帝王赐给功臣世代享受优遇或免罪的凭证，具有刑罚豁免权。因文字是刻后用朱砂填于坚固质地的铁板之上（也有用金银填字的），故名。丹书铁券最早颁发于西汉，当时上面写的是大臣的爵位、俸禄、食邑，并没有免死的功能。直到北魏以后，铁券才可以用于免死。历朝历代的免死牌在史书上都有明确记载，但能流传下来的却只有四件，以"钱镠铁券"最为出名，另有三件明代铁券。

《韩熙载夜宴图》

一个密探眼里的狂欢 Party

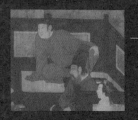

宋乾德五年（967年）左右南唐新科状元郎粲，喜欢欣赏歌舞，是韩熙载夜宴席上的常客。

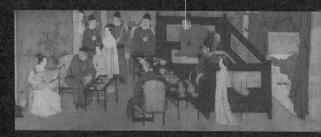

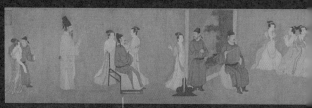

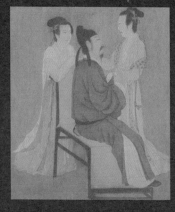

南唐太常博士陈致雍，韩熙载的密友。欢宴过后，喝多了的陈致雍拉着艺伎的手久久不放开，依依不舍。

乾隆亲题"是卷后书小传"。在真画上题跋，是乾隆帝为了避免仿画乱真所采取的措施之一。

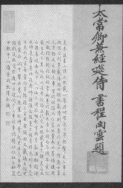

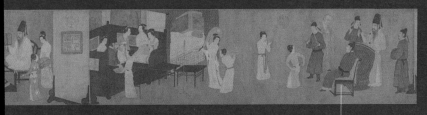

南唐保大八年（950 年）状元、韩熙载的得意门生舒雅，官至舒州太府、刑部郎中。夜宴之上，正在敲鼓的恩师旁边以手拍打节奏。

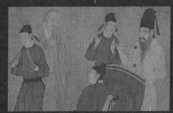

时　　代　五代·南唐
尺　　寸　纵 28.7 厘米，横 335.5 厘米
属　　性　绢本设色，人物画
收 藏 地　北京故宫博物院（宋摹本）
地　　位　国家一级文物，第二批禁止出国（境）展览文物之一

1951年，被徐悲鸿称为"人间散仙"的张大千从印度返回香港暂住，准备第二年迁居南美洲阿根廷。为筹措旅居经费，他打算出售"大风堂"的镇堂之宝——南唐顾闳中的《韩熙载夜宴图》、董源的《潇湘图》及元代方从义的《武夷放棹图》。

此时，由文化部牵头，国家文物局局长郑振铎负责的三人"收购小组"正在香港秘密收购珍贵文物，以防国宝过多流落国外。时任小组负责人的是香港著名鉴藏家徐伯郊，他跟张大千私交甚笃，得知这个消息后，就立马找到张大千表明身份，建议他把手里的藏品卖给国家。

在徐伯郊的积极努力下，最终张大千把《韩熙载夜宴图》《潇湘图》以及自己收集到的一些敦煌卷帖、其他宋代画册等一批国宝，以两万美元的价格半卖半送给了国家。从此，《韩熙载夜宴图》等一批国宝级文物便成了国家文物局馆藏稀世绘画珍品。

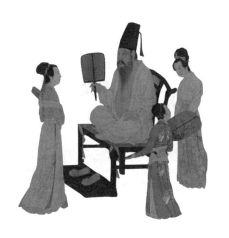

一个密探眼里的狂欢 Party

《韩熙载夜宴图》——

⋿ Party 里的神秘使者

968 年—970 年间某一天的日暮时分，江宁（今江苏南京）即将结束一天的喧哗。大臣们陆陆续续离开官署，急匆匆地赶往城南天禧寺东的一处豪宅。夜色中，与其他街巷内仅有巡城士兵穿过的情形迥然不同的是，这座气派非凡的府第前车水马龙，宾客盈门。府内亦是热闹非凡，客人们被分隔在画风雅致的屏风之间，悠闲地坐在古朴沉厚的几案旁，面前摆着精美的食器，周围环立着美丽的侍女。只等宾客到齐，一场盛大的 party 就会启幕。

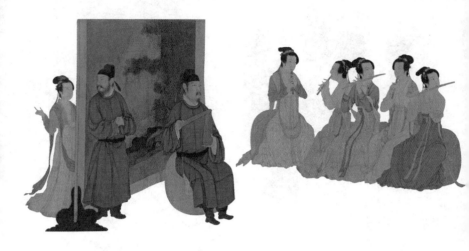

　　这些宾客中自然少不了深受南唐后主李煜信任的翰林待诏顾闳中、周文矩、高太冲等人。以人物画出名的顾闳中已经不是第一次来这座豪宅了，却依旧为宴会的奢华震撼不已：中书侍郎韩熙载家果然太适合办party了。只是，他今晚不仅仅是个参与者，身负不可言说的秘密使命让他有点紧张。为了不让人察觉，他得淡定，淡定，再淡定，不能放过宴会上的每一个细节……

Party 的主人

　　韩熙载（902年—970年），字叔言，今山东潍坊人。他是个德才兼备的"高富帅"，不但家世显赫，底蕴丰足，自己也高才博学、精通音律、能书善画。父亲在后唐被杀后，韩熙载乔装逃亡至杨行密建立的南吴，一篇气势如虹的投名状《行止状》虽畅述了自己的平生之志，却也因傲视天下之才而遭到了很多非议，因而失去了南唐（灭南吴后建国）的头两任皇帝的信任。

直到元宗李璟继位，韩熙载才以东宫旧僚的身份正式重用于朝廷。他积极参与朝廷大事，尽展平生所学，但他的不擅逢迎也招来了朝中要臣的忌恨与不满。后主李煜在位期间，北宋一统天下已成定势，李煜虽宽厚仁治，但终因骄奢声色而亡国。当时审视命运的韩熙载自知无力回天，面对李煜的拜相之意，不愿成千古笑谈的他，只好以声色自娱消磨自己。

970年，69岁的韩熙载逝世，李煜痛惜之余，不但亲赐棺椁衣衾，将其葬在梅颐岭的谢安墓旁，还令南唐文人名士为其撰写墓志铭，编集其文集，一时为群臣所羡。

E 流传千年的宴会实录

记忆力超群的顾闳中从宴会归家后，很快就交付了皇上所托。一场盛大的宴会细节徐徐展现在李煜面前，李煜透过顾闳中的眼睛究竟看到了什么呢？

夜宴是从琵琶独奏开始的，教坊副使李家明的妹妹

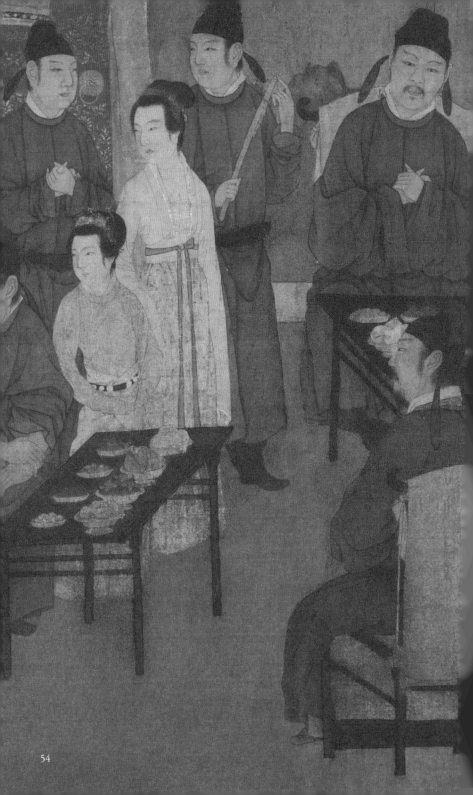

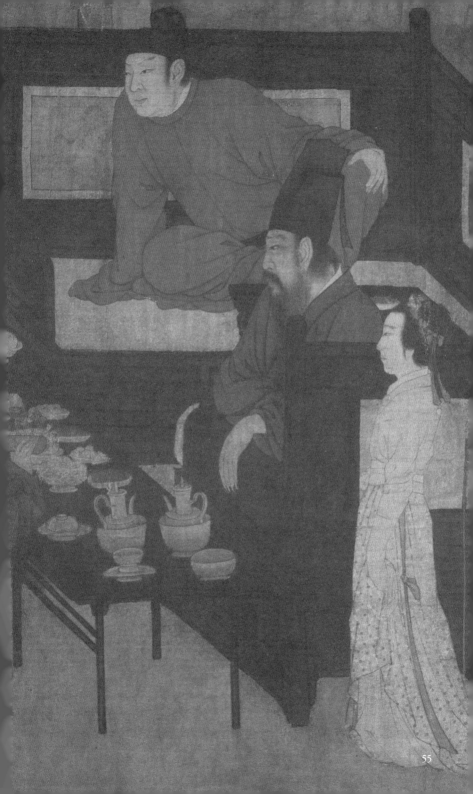

唇角含笑，信手轻弹，在众人皆沉醉的乐曲声中，高冠美髯的韩熙载却淡然沉思，漫不经心。一曲终了，能歌善舞的宠伎王屋山便翩翩而出。她美目盼兮，轻盈可爱，韩熙载亲击羯鼓，为她的"六幺"助兴（"六幺"又称"绿腰"，是唐代著名的女子独舞）。在众人拍板、击掌中，德明和尚尴尬侧立，不敢直视。

乐舞之后，韩熙载退入内室，在众侍女们的围侍中小憩。在此之后，宴会继续，更换了便服的韩熙载手持凉扇盘膝而坐，教坊副使李家明亲执拍板，配合五位女伎箫笛演奏。夜阑时分，宴会结束，宾客纷纷告辞，韩熙载手持鼓槌，送别大家。更有留恋不舍的宾客或醉醺醺地搂抱着家伎聒噪，或拉着素手倾诉仰慕。

整幅画卷以韩熙载为中心，巧妙以屏风、床榻相隔，变换不同场景。李煜从中看到了传闻中韩熙载的荒纵和超然，虽恼怒却不愿使其难堪，于是把这幅图赐给韩熙载，欲使之自愧而专心朝政。

《夜宴图》

整幅画虽情景繁杂，人物姿态多样，却安排得宾主得当，疏密有致，场景衔接自然。在设色上，艳而不俗，绚中出素，仕女们的素妆艳服与男宾客的青黑衣衫对比鲜明，交相辉映。人物线条由铁线描与游丝描相结合，据史料记载是受后主李煜书法影响而成，柔中有刚，利落洒脱又富于变化。

画幅引首"夜宴图"三字是由明初书法家程南云篆书题，前隔水存乾隆皇帝长跋和南宋人残题20字，拖尾有行书"韩熙载小传"及元班惟志泰定三年（1326年）题诗和积玉斋主人题识，后隔水有清王铎题跋，以及清内府玺印和一些个人收藏印。

南唐

五代十国时原南吴齐王李昪（biàn，原名徐知诰）937年在江南建立的王朝，都城在江宁（今江苏南京），传三世，历一帝二主，享国39年，于975年为宋所灭。南唐虽偏安于淮河以南，却是五代十国中版图最大、经济文化最繁荣、对外开放程度最高的国家，其后主李煜以词享誉后世，被称为"千古词帝"。

《卓歇图》
——契丹人的游牧生活

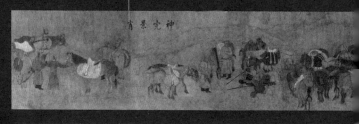

清初画卷落到高士奇手里的时候，绢素已经碎裂得很厉害，清宫收藏时已经重装过，乾隆在画上题了"神完景肖"四个大字，还作了一首《卓歇歌》写在引首。

时　　代	五代·后唐
尺　　寸	纵 33 厘米，横 256 厘米
属　　性	社会风俗画
收 藏 地	北京故宫博物院
地　　位	国家一级文物，第二批禁止出国（境）展览文物之一

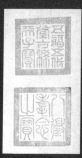

乾隆印玺"五福五代堂古稀天子之宝"和"八徵耄念之宝"。

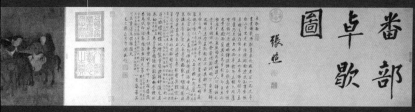

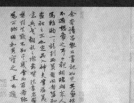

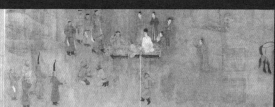

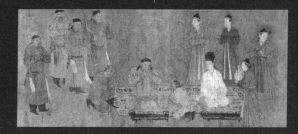

契丹可汗和阏氏正端坐在豪华地毯上饮酒观舞,两人均服饰华丽,神态悠闲。佩戴弓矢的彪悍侍卫和纤纤玉立的侍女环伺四周,全神戒备。

在中国河北省平泉市一直流传着一个传说：很久很久以前，天上有位美丽的天女厌倦了天宫的枯燥和寂寞，骑着青牛来到人间游玩，她从平地松林（即大兴安岭）沿潢水（即西拉木伦河）顺流而下。当时有一位神人正驭着一匹白马，从马盂山随土河（即老哈河）一直向东而游。

两人在潢水与土河的交汇处木叶山不期而遇，四目相对的瞬间，天女和神人都动了心。于是，他们分别叱走青牛和白马，走到了一起。就在他们牵手的那刻，天降花雨，地生灵芝，万花齐放，鸟兽来朝，大地升腾起祥瑞之气。

在天地万物的祝福和见证之下，他们定下终身，并在当地安居下来。婚后，他们生了八个儿子，儿子们长大后各自发展壮大，形成了八个部落，分别是悉万丹部、何大何部、伏弗郁部、羽陵部、日连部、匹絜部、黎部、吐六于部，居潢水之南、黄龙（今辽宁朝阳）之北，成为契丹人的先祖。

契丹人的游牧生活

《卓歇图》——

北方契丹

关于契丹的最早记载见于《魏书》，早在公元4世纪，契丹人就与北魏政权联系。契丹人一直在北方辽河一带过着游牧生活，关于起源，有说来自匈奴，也有说来自鲜卑族。

6世纪时契丹形成部落联盟，曾臣服于漠北的突厥汗国；7世纪时一度归附唐朝，此后与大唐王朝时战时和。907年，迭剌（là）部的耶律阿保机成为可汗，开启了契丹民族的辉煌时刻。机智果敢的阿保机在皇后述律平的帮助下，不但平定了弟弟们的多次叛乱，还用计除掉了其他七个部落的首领，统一了契丹八部，于916年称帝，建国号"契丹"，定都上京临潢府（今内蒙古赤峰市巴林左旗南波罗城）。947年，阿保机儿子耶律德光南下中原，攻占汴京（今河南开封）后，登基称帝，改国号为"大辽"，直到1125年被金朝所灭。

契丹人在中国北方广大地区统治了两百多年，创立了契丹文字，还拥有一批自己的画家，他们以描写北方草原游牧民族的生活在美术史上占据一席之地。

丹青妙手胡瓌

胡瓌（guī）在历史上的记载不多，只知道他是契丹乌索固部落人，后随后唐李克用入中原，定居在范阳（今北京一带）。胡瓌以善于画马而著称，特别善于表现水草放牧、驰逐射猎以及草原荒漠和冰天雪地的大自然景色。《五代名画补遗》把他的画列为神品，说他的画"曲尽塞外不毛之景趣"，评价相当高。

胡瓌一生创作的作品十分丰富，仅《宣和画谱》中就收录了65件，可惜大部分作品已经遗失，现存世作品中最具代表性的就是《卓歇图》。他的画对后世影响很大，画中人物发式和服饰，几乎成为后世表现北方少数民族人物形象的定式。

E 契丹族的游猎

狩猎是契丹人重要的一种风俗习惯，又被称为"捺（nà）钵"，四时均有。凡捺钵，所有契丹大小、内外臣僚以及汉人宣徽院所属官员都必须从行。胡瓌的《卓歇图》就完美地重现了契丹族游猎归来歇息的情景，"卓歇"意为支起帐篷休息，为后人研究契丹社会生活面貌提供了形象的资料。

打开《卓歇图》，首先迎入眼帘的是一幅人马嘈杂的场面，狩猎归来的骑士们或席地而坐，安静休息；或贴马而立，整理马鞍；或牵缰低语，交谈热烈，马鞍上还搁置刚刚狩到的猎物——白天鹅和獐鹿。较远处四个杂役的闲谈吸引了周围人的兴趣，大家含笑注视着他们，似有神会。

与这般热闹形成对比的是，在茫茫辽阔草原的背景衬托之下，刚刚下鞍的五对人马形成了一个圆圈，他们的小世界在喧哗的衬托下显得格外寂静。但这种寂静仅是高潮前的过渡。画面往左是这次狩猎出行的契丹贵族和夫人席地而坐正喝酒观舞的场景，四个带着弓箭的侍卫和三位侍女恭敬以待，席前仆役举盘跪进，一侍女持壶斟酒。随行的乐队或起舞翩翩，或演奏筌篌，或击掌伴奏，还有一个采集了鲜花的侍女正缓缓走来。

人马最后，是几笔淡淡的远山、静静的草原、起伏的丘陵……髡发左衽的契丹人在胡瓌"细入毫芒"的笔下，通过服饰和动态表现了人物之间的尊卑等级，而千姿百态的骏马，骨骼强劲，闲适之态充满了草原游牧生活的情调。

捺钵

原为辽帝的行营，后指辽帝在一年之中所从事的与契丹游牧习俗相关的营地迁徙和游牧射猎等活动。因为游牧民族的习惯，辽帝经常依季节迁徙，因此四季均有行宫，又被称为四时捺钵。春捺钵设在便于放鹰捕杀天鹅、野鸭、大雁和凿冰钓鱼的场所；夏捺钵设在避暑胜地；秋捺钵设在便于猎鹿、熊和虎的场所；冬捺钵设在风寒较不严酷而又便于射猎的场所。

汝窑青瓷水仙盆

——云破处的那个天子梦

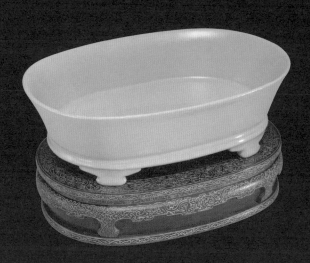

时　　代　北宋
尺　　寸　高 6.7 厘米，长 23 厘米，宽 16.4 厘米，口径 23 厘米
属　　性　花盆
收 藏 地　台北"故宫博物院"
地　　位　镇馆之宝，传世孤品

11 世纪的世界经历了一系列的秩序重组。在中东，突厥人的塞尔柱帝国迅速崛起，征服了从中亚到小亚细亚的广阔地带，控制了阿拔斯王朝，并重创了拜占庭帝国，成为一个强大的军事封建帝国。

在欧洲，由克努特大帝统治的北海帝国气势正盛，建立起含英格兰、丹麦、挪威和部分瑞典在内的庞大帝国，成为西北欧当之无愧的霸主。而神圣罗马帝国的皇帝同罗马教皇为争夺主教继任权正发生激烈斗争，亨利四世与格利哥里七世之间的主教册封权之争成为罗马天主教教会走向极盛的开端，刺激了罗马教廷建立世界教会的野心，拉开了"十字军东征"的序幕。

在亚洲，南印度的朱罗王朝以泰米尔地区为统治中心，依靠强大的海军控制了印度洋的交通。东亚重新统一天下的北宋王朝生机蓬勃，繁荣的经济文化不但让它出现了世界上最早的纸币，人口也稳居世界第一。但重文抑武的政策，使其在与周边游牧民族王朝辽和西夏的数度交锋中处于下风。为保边境安宁，富庶的宋王朝选择了以巨额物资和钱财来交换和平。

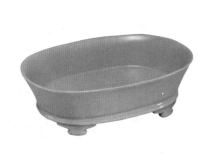

云破处的那个天子梦

宋瓷之冠

宋时瓷器有"汝、官、哥、钧、定"五大名窑，以汝州的汝窑为首。汝瓷用名贵玛瑙为釉，色泽独特，高雅素净，素有"家财万贯，不如汝瓷一片"的美誉。

据《宋史》记载，1114年汝蔡两地之间发现玛瑙矿，为了烧制出完美的天青色，由宫廷垄断的汝窑，在制作时不计成本，以珍贵的玛瑙入釉，经过反复试验，终于烧制出"似玉非玉，胜似玉""雨过天青云破处，这般颜色作将来"的汝瓷。

汝瓷有天青、粉青、天蓝、豆绿、青绿、月白、橘皮纹等釉色，釉面滋润柔和，光亮莹润，手感如玉，以"天青为贵，粉青为尚，天蓝弥足珍贵"。

如果瓷器在入窑高温焙烧下产生了"崩釉"，表面就会出现很多细小多变的开片，汝窑的匠师们对此巧妙加以利用，使光素无纹的汝瓷多了一种自然美妙的装饰：开片纹深浅相互交织叠错，或像银光闪闪的鱼鳞，或呈透明渐变的蝉翼，排列有序，层次分明。

然而，北宋末年，金兵入侵，宋室南迁，汝瓷遭受"灭顶之灾"，烧制时间不足 20 年。至南宋初年，北宋宫用汝瓷已为数不多，价格当时已经按黄金论之。目前全世界汝瓷存数不足百件，公认的北京故宫博物院有 17 件、台北"故宫博物院"有 23 件、上海博物馆有 8

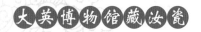
大英博物馆藏汝瓷

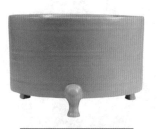
汝窑青釉弦纹三足奁

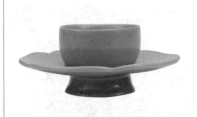
汝窑青釉莲花托盏

件、英国大维德基金会有 7 件，维多利亚阿伯特博物馆、日本大阪市立东洋陶瓷馆、美国克利夫兰艺术博物馆和圣路易等知名博物馆和私人典藏 10 余件。

宋徽宗的天子一梦

关于汝瓷的来源一直有着美好的传说，版本之一便与宋徽宗的梦有关。传说宋徽宗一天晚上做了个梦，梦到雨过天晴，远处天空云破处，出现了一抹让他心醉的神秘天青色。艺术家出身的他梦醒后，立刻招来相关官员，要求工匠们想办法烧制出天青色的瓷器。在经历了无数次不计成本的失败后，技高一筹的汝州工匠终于成就了汝瓷"雨过天晴云破处，千峰碧波翠色来"的绝美。

然而，事实上，汝窑的出现与宋徽宗迷恋道教有关，道教"清极"和"极简"影响了他的审美观，使他对雅致内敛的青瓷情有独钟，甚至亲自督造汝瓷生产。

天青极品瓷

现藏于台北"故宫博物院"的青瓷水仙盆是汝窑传世中唯一釉面纯净无纹片的一件。水仙盘是一种种植水仙用的器具，也可作装饰品。呈椭圆形，侈口，深壁，平底，下承四云头形足。通体满布天青釉，棱角转折处微呈浅粉色。底部有六个细支钉痕，略见米黄胎色。

此器收入清内务府时，乾隆帝对它摩挲把玩、爱不释手，除加刻御制诗外，还特意命人重新设计了一个精致华贵的紫檀木钩金座。木座内置抽屉，放《乾隆御笔书画合璧》册。该图册共八开，每开一幅，内为乾隆皇帝临摹宋朝四大书法家蔡襄、苏轼、黄庭坚和米芾的尺牍和题跋以及画作，充分展现他经手典藏的经过。

汝窑

中国古代著名窑厂，北宋时期在汝州创办，并以其生产地命名。汝窑原为民间烧制印花青瓷，后被垄断为官窑，专为宫廷烧制御用瓷器。汝瓷因其绝妙的色泽、独特艺术价值，深得帝王欢心，有"宋瓷之冠"的美誉。汝窑烧制时间不长就毁于宋金战火之中，传世品极为稀少。河南省宝丰县清凉寺的窑址被认定为全国重点文物保护单位。

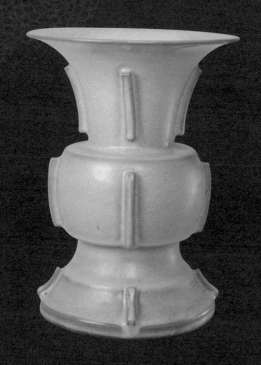

钧窑月白釉出戟尊

——洗尽铅华的月下暖

时　　代　北宋
尺　　寸　高 32.6 厘米，口径 26 厘米，足径 21 厘米
属　　性　陈设器
收 藏 地　北京故宫博物院
地　　位　国家一级文物，第三批禁止出（国）境展览文物之一

传说，宋朝有位皇帝在梦里看到了一对红如朱砂、鲜似鸡血的花瓶，喜爱非常，醒来后就马上下旨让人查访它们的下落。在得知禹州神后镇能烧制此瓶时，就令当地窑工按他梦中所见进贡一对花瓶。

然而，神后镇的窑工们多方试验，想尽了办法，也无法掌握完美的窑变技术，还原不出皇帝想要的色彩。眼看着交工时间临近，窑工老师傅家的女儿不忍心看着大家因为一对花瓶而送命，决定以身试火换一线生机，给父兄和乡亲们免去一场灾难。

又一批瓷坯入窑了，当炉内温度到了决定釉色的关键时刻，她避开众人登上窑顶，一跃而下。一瞬间窑中红光弥漫，焰火滔天，一对晶润如玉、艳红如血的花瓶完美出窑。得知原因的人们含着泪，为这位大义善良的姑娘盖了庙，塑了像，称之为"金火圣母"，供后世子孙永远供奉。

这就是现在位于河南省禹州市神后镇宋朝所建的伯灵翁庙（窑神庙），它不仅是驰名中外钧瓷文化的象征性建筑，也是神后"钧都""瓷镇"的重要标志。

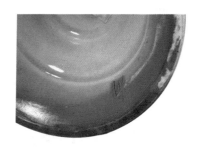

▣ 入窑一色，出窑万彩

钧窑在宋朝五大名窑中以"釉具五色，艳丽绝伦"而独树一帜，创烧自唐朝，因宋徽宗的喜爱而成为"御用珍品"，技术也得到突飞猛进的发展。古人曾用"峡谷飞瀑兔丝缕，夕阳紫翠忽成岚"的诗句来形容钧瓷釉色灵活、变化微妙之美。

钧瓷釉质光泽柔和，釉层浑厚滋润，柔和匀净，釉面色彩变化自然而富有动感。工匠们利用含不同金属氧化物的各种原料，进行多次分层施釉，使其釉面自然出现多种流纹，各种纹路或斑点充满了肌理之美，著名的有蚯蚓走泥纹、冰裂纹、鱼子纹、蟹爪纹、流星斑、虎皮斑、油滴斑、珍珠点等。再衬上古朴端庄的造型，高洁澄明、清新洒脱的文人气质视之即出，因此备受达官贵人们的喜爱，遂有了"莫道世间黄金贵，不如钧瓷一把泥"之说。

钧瓷釉色以红、蓝为基调，土质、胎料、釉料、焰火在经验丰富的匠工们精心配置下，出窑后的瓷器色彩形如流云，灿如晚霞，变幻莫测，被称为"窑变"。钧瓷的窑变色彩丰富，著名的釉色有玫瑰紫、茄皮紫、葡萄紫、丁香紫、海棠红、朱砂红、鸡血红、玫瑰红、胭脂红、火焰红、天青、蛋青、梅子青、天蓝、海蓝、月白、鱼肚白等，以朱砂红为贵，因而有了"入窑一色，出窑万彩"的美誉。

海外博物馆馆藏钧瓷

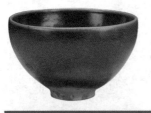

钧窑玫瑰紫碗
（美国洛杉矶郡立博物馆藏）

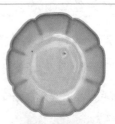

钧窑天青莲瓣式盘
（大英博物馆藏）

宫廷珍品

现藏于北京故宫博物院的月白釉出戟尊，器型仿古青铜尊式样，喇叭形口，扁鼓形腹，圈足外撇。颈、腹、足之四面均塑贴条形方棱，俗称"出戟"。整器庄重沉稳，是宋朝宫廷的典型陈设用瓷。

通体施月白色釉，釉内气泡密集，釉面有棕眼。月白指的是"月下白"，月夜下的白色物体会呈现出一种淡淡的青色，因此月白釉是一种比天青更淡的蓝色，釉层厚而不透明，白里透着淡淡的蓝。圈足内壁刻划有表示数目字的"三"。现存的出戟尊底部刻有"一"到"十"不同的数字，其意义历来有不同的解释。据现存实物证明，器底所刻数字越小，器型越大。

钧窑

兴起于唐，以唐鲁山花瓷的烧制为基础。因窑变技术的成熟，宋时为官窑，专门烧造御用品。由于其选料严格，不计成本，且禁止在民间流传，所以钧窑的绚丽多彩和艳美绝伦为其他窑口所不及，盛名于世。各地竞相仿制，并以禹州为中心，形成一个庞大的钧窑系，一直持续到明清。

定窑白釉孩儿枕

——一个求子成真的传奇

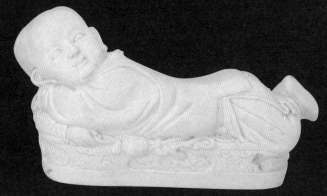

时　　代　北宋
尺　　寸　高 18.3 厘米，长 30 厘米，宽 11.8 厘米
属　　性　瓷枕
收 藏 地　北京故宫博物院
地　　位　国家一级文物，十大镇院之宝之一

相传，北宋年间有一对在定窑工作的夫妇，丈夫负责培土和烧制，妻子负责描摹和画样，夫妻非常恩爱，在各自负责的领域里都是佼佼者，唯一遗憾的就是结婚多年一直没有孩子。

眼看就三十岁了，一直没能怀上孩子的妻子非常着急，凡是能试的办法都试过了，也不见成效。她虔诚地去庙里求送子观音，用一根红绳系了一个泥娃娃抱回去三餐供奉。可是，泥娃娃供奉一年多了，还是没能怀孕。一天，伤心的妻子正对着泥娃娃哭，丈夫回来看到后，心疼妻子就把泥娃娃摔了。

就在两人都决定放弃怀孩子时，妻子晚上忽然做了一个梦，梦见一个白白净净的小孩嬉闹着闯入怀中。醒来之后，她把梦中的小孩儿样子画了下来，丈夫望着她满心欢喜的样子，默默地挑了土，照图画中的样子为自己的妻子精心烧制了一个栩栩如生的孩儿枕。

妻子对这个可爱的孩儿枕爱不释手，天天枕着它含笑入睡，没过多久竟然真的怀孕了，生下一个活泼可爱的小男孩，样貌竟与孩儿枕一模一样。

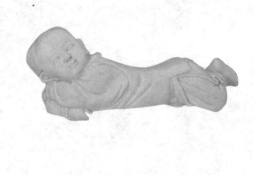

真的传奇 一个求子成 定窑白釉孩儿枕——

白釉

E 瓷 枕

对于注重养生的古人来说，睡觉用的枕头丝毫也马虎不得。他们把枕头区分为冬枕、夏枕或软枕、硬枕。夏天喜欢用凉爽的硬枕，如木枕、藤枕、瓷枕、玉枕、桐枕等；冬天追求温暖一些的软枕，如丝织枕，甚至还在枕头中放入香草或干脆做成药枕。软质枕因为不易保存，现在很少有出土实物。

对于普遍使用软枕的今天，人们对硬枕比较陌生。但是硬枕，尤其是瓷枕，曾是中国古人非常喜爱的夏季寝具，枕上用彩釉绘成精美的图画或题上诗句，既文雅又好看。瓷枕创烧于隋，发展于唐，繁荣于宋。宋时不但瓷枕的造型较前代有所增加，有几何形枕、兽形枕、建筑形枕、人物形枕等；装饰技法也突飞猛进，有动植物纹、人物纹、山水纹、文字纹等，直接反映了生活中的方方面面；工艺上刻、划、剔、印、堆塑等技法纷纷采用，五彩缤纷，争奇斗艳。

瓷枕中以孩儿枕最为别致，但传世品少，以定窑和景德镇烧制出的最为精美。因匠师把瓷枕处理成一个男孩伏卧或仰卧于榻上状，以孩儿背部或手托莲叶做枕面，故名"孩儿枕"。

E 盛 世 婴 戏

宋时经济的繁荣，刺激了人口的增长，儿童的教育和生养也成为政府关注的一个重点。当时人们普遍认为童子是多子多福的象征，兴盛的佛教又流行童佛摩喝乐的故事，摩喝乐天资聪颖，六岁出家成佛，以他为形象制作的节令性泥玩具在农历"七夕"节上到处可见。人们供奉摩喝乐，为的是祈求获得智慧和心灵手巧。因此，童子题材成为宋朝最常见的一种内容，广泛用于玉雕、木雕、瓷雕、绘画等艺术作品上。

现藏于北京故宫博物院的定窑孩儿枕，匠师们以写实的手法，塑造了一个伏卧榻上的小男孩形象。男孩儿斜枕于交叉的手臂上，饱满的脸庞侧向，乌溜溜的大眼睛，宽宽的阔脑门，耳垂肥厚，鼻翼挺直，嘴唇小巧，可爱异常。小男孩的右手持一绣球，身穿长衫坎肩，下着长裤，两足交叉上跷，足登软底布鞋。榻座四面开光，模印花纹。

⑤ "颜色天下白"的定窑

定窑窑址在今河北曲阳，古属直隶定州。始烧于唐，兴盛于北宋，终于元代，烧造时间近七百余年。以产白瓷著称，兼烧黑釉、酱釉和绿釉瓷，分别被称为"黑

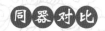

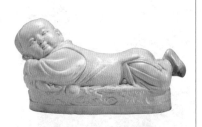

白釉孩儿枕
（台北"故宫博物院"藏）

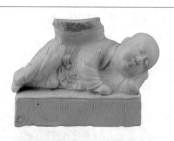

白釉孩儿枕
（残，北京故宫博物院藏）

定""紫定""绿定"。北宋中后期，定窑由于瓷质精良、色泽淡雅，纹饰秀美，被宋朝政府选为宫廷用瓷，身价大增。元初文人刘祁曾在《归潜志》说"定州花瓷瓯，颜色天下白"。宋代大诗人苏东坡在定州时，也曾用"定州花瓷琢红玉"的诗句，来赞美定窑瓷器的绚丽多彩。

定窑烧制出来的瓷器胎质薄轻，胎色白中泛黄，釉呈米色，因釉的薄厚不匀，有垂形如泪迹的"蜡泪痕"，而且在器物外壁薄釉的地方能看出胎上的旋坯痕，俗称"竹丝刷纹"。装饰方面丰富多彩，有刻花、划花、印花诸种，以印花最富表现力，活泼生动，别具一格。

定窑

宋朝六大窑系之一，窑址在今河北省保定市曲阳涧滋村及东西燕村，是北方著名窑场。定瓷以白釉为代表，造型精美，乳白、牙白的釉色与流畅的刻花、印花、划花装饰为宋朝白瓷之魁。宋室南迁后，有了北定和南定之分。北宋早期定窑产品口沿有釉，到了晚期器物口沿多不施釉，常在"芒口"处镶嵌金、银和铜质边圈，此为定窑一大特色。

《草书千字文》

——一个文艺帝的笔端风流

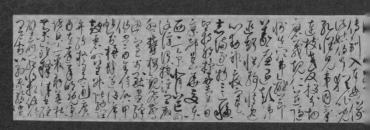

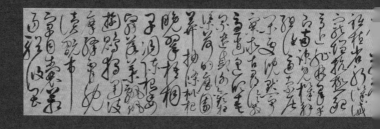

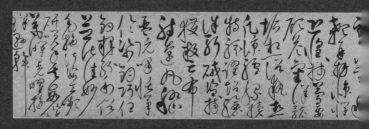

时　代	北宋
尺　寸	纵 31.5 厘米，横 1172 厘米
属　性	草书长卷
收藏地	辽宁省博物馆
地　位	国家一级文物，第二批禁止出国（境）展览文物之一，中国十大传世名帖之一

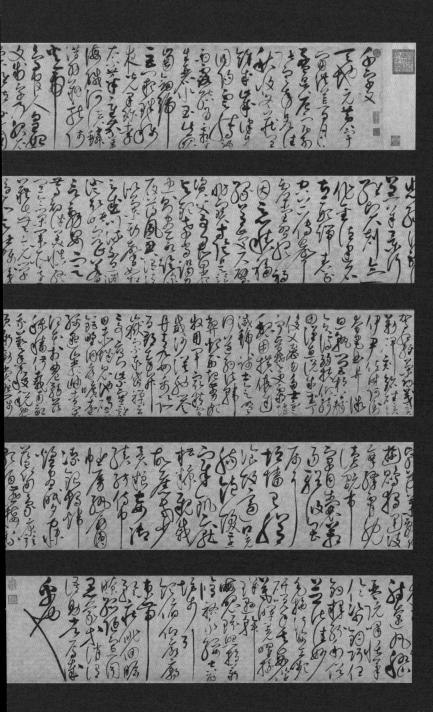

11 25年夏末，风头正劲的金朝以宋朝藏匿叛将张觉一事为借口，派大将完颜宗望和完颜宗翰分兵东、西两路大举南侵。短短两个月余，东路金兵破燕京，渡黄河，竟直逼宋朝国都开封。宋徽宗赵佶又怒又怕，禅位给26岁的太子赵桓，自己准备出逃开封前往镇江。

他的儿子宋钦宗在大臣李纲的苦苦劝阻下，表面上鼓励将士们守城，暗地里又派使者前去金营议和，金兵接受宋朝议和后撤退。然而，待大军休整之后，金兵于第二年八月再次伐宋。这一次，没了李纲等人的坚守，投降派和各种有私心的人占了主流，完颜宗望和完颜宗翰顺利破城，开封被掠。1127年春，赵佶父子二人被俘南下，开始了漫长的囚禁生活，北宋灭亡。

除徽、钦二帝之外，还有大量赵氏皇族、后宫妃嫔与贵卿、朝臣，以及教坊乐工、技艺工匠等数千余人北上金国，史称"靖康之变"。金兵的两次南侵，严重破坏了北方地区的经济，自此后，伴着北方少数民族与汉族的整合，中国的经济重心南移。

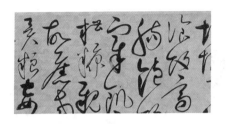

一个文艺帝的笔端风流

《草书千字文》——

文艺青年错投胎

对于北宋朝的第八位皇帝——宋徽宗赵佶来说，"诸事皆能，独不能为君耳"。作为一个繁华王朝的统治者，大敌当前的种种尿样，还顺带坑了儿子一把的表现，在历史上广受诟病、深受责骂。当他在被囚之地悲吟"彻夜西风撼破扉，萧条孤馆一灯微。家山回首三千里，目断天南无雁飞"时，不知道是否会后悔自己错投了胎，生错了人家。

赵佶自幼爱好笔墨、丹青、骑马、射箭、蹴鞠、吹弹，对奇花异石、飞禽走兽有着浓厚的兴趣，尤其在书法、

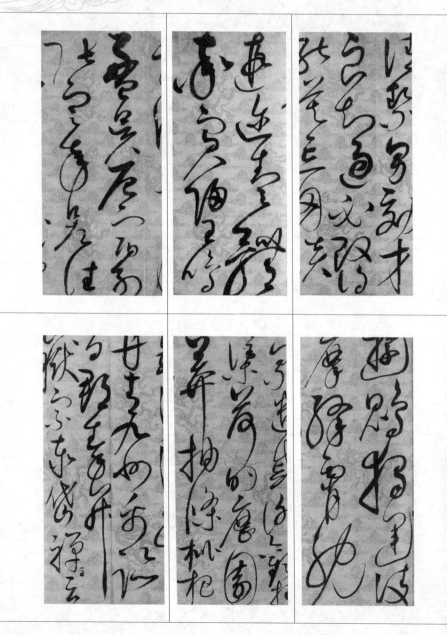

绘画方面，更是表现出非凡的天赋，唯独对于治国、识臣和安民的良策，没有丝毫天分。

登基为帝后，他利用皇权推动绘画，将画学纳入科举考试，使宋代的绘画艺术有了空前发展，培养了一大批杰出的画家，自己的花鸟画也自成"院体"。他还自创一种极具个性的崭新字体"瘦金体"，且精于茶艺，亲著《大观茶论》，堪称所有皇帝中最"不务正业"的。

《草书千字文》

《千字文》是南朝梁武帝时员外散骑侍郎周兴嗣奉皇命从王羲之书法中选取 1000 个字，精心编纂成文。宋徽宗赵佶和大多数书法家一样，对于《千字文》都有一定的偏爱。他写了很多篇，现仅有两篇传世，一篇是他送给权宦童贯的《楷书千字文》，另一篇是《草书千字文》。

《草书千字文》作于 1122 年，时年 40 岁的赵佶对于对外战败求和已经习以为常，丝毫不为国事所困。他挥毫于这长达一米多的皇家金云金笺之上，肆意奔放，一气呵成，几无败笔。通观此帖，笔画迅疾，笔势威猛，笔跃气振，跳动不息，毫无倦怠，目光所视之处有如奔腾之水浩浩荡荡；字与字之间的牵连时而竖直拉下，时而倾斜拉扯，时而粗如主笔，时而细如游丝。陶宗仪在《书史会要》中评价："意度天成，非可以形迹求也。"可惜的是，自在悠闲的赵佶在写此书法后不久就被金兵掳走，余生只在叹息苦闷中度过了。

这件作品宋时藏于御府，后归藏于清内府，清宫廷编的《石渠宝笈初编》即有著录。

E 皇 家 御 制

描金云龙笺是以麻为质地，上以金粉描绘云纹和龙纹的一种特制纸。纸表光滑无帘纹，非常利于吸墨。中国是世界上最早养蚕织丝的国家，古人用漂絮法就可从蚕茧里面抽取纤维，用于书写。陕西西安近郊灞桥就曾出土过麻类植物纤维纸，东汉时经过蔡伦的改进，纸变得又便宜又好用，普及起来。

唐时雕版印刷术发明，印书业的兴起促进了造纸业的发展，各种名贵纸、艺术纸、水纹纸逐渐出现，如硬黄纸、澄心堂纸、薛涛笺等。北宋时曾出现了10~16米长的巨幅"匹纸"，制造过程中要借助长船和数十人统一协作，因难度高、产量少而价格昂贵，使用者寥寥。

宋徽宗赵佶的《草书千字文》的传世让后人见证了宋时纸工们的智慧和创造。

由于此卷是皇帝御用，巧匠们还用尖毫画笔蘸着金粉在这长达 10 余米的纸上，一笔一笔地用心描绘了云龙纹，每 4 条龙和 24 层云纹为一组，中无接缝，连绵不断，精致如一，华贵非凡。

狂草

中国传统书体草书的一种。草书形成于汉代，是在隶书的基础上演变而来。东晋时出现了一种新体草书，为了区别，人们就把汉时的草书称为章草，把新体草书称为今草和小草。草书中最放纵的一种被称为狂草，是在今草的基础上将点画连绵书写，形成"一笔书"，笔势连绵回绕，字形变化繁多。代表人物是唐朝书法家"草圣"张旭和怀素。

《千里江山图》

——宋末王朝的安居之梦

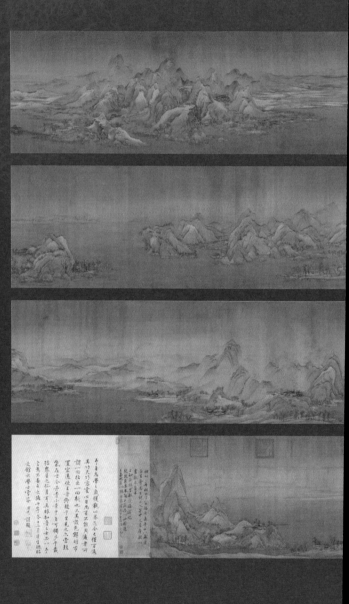

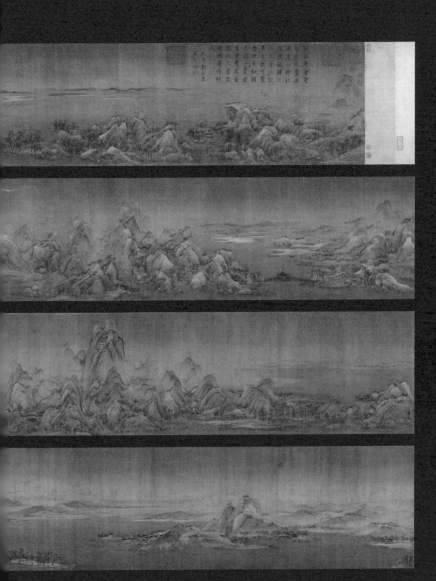

时　　代　北宋

尺　　寸　纵 51.5 厘米，横 1191.5 厘米

属　　性　绢本长卷，青绿山水

收 藏 地　北京故宫博物院

地　　位　国家一级文物，第二批禁止出国（境）展览文物之一，中国十
　　　　　大传世名画之一

公元 12 世纪，不可一世的北海帝国已成过去式，就连曾经辉煌一时的塞尔柱帝国和大宋帝国也岌岌可危，面临崩溃。在整个欧洲，"十字军东征"的战火燃烧正酣，出身霍亨斯陶芬家族的德意志人、红胡子腓特烈一世看上了意大利富裕的诸城，为使这些富饶的地区成为帝国的税收来源，他先后六次南征意大利，把神圣罗马帝国带上了国力顶峰。

东方，地处东南亚的高棉帝国，因其强不可摧的战象军队称霸中南半岛，在苏耶跋摩二世的统治下处于全盛，留下了延续至今的建筑奇迹——吴哥古城。东亚，女真人的金王朝崛起于白山黑水之地，接连灭掉辽和北宋王朝，成为东亚最强的国家。出逃的辽王朝开国皇帝耶律阿保机的八世孙耶律大石，成功在中亚建立西辽，并于卡特万之战中击败塞尔柱帝国联军后称霸中亚，威名远播至欧洲。

靖康之变后，宋徽宗第九子康王赵构于南京重立政权，南宋成立。而大宋王朝昔日繁华锦绣的千里江山，终归只留在了画布之上——《千里江山图》。

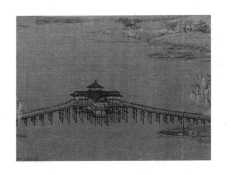

18岁的天才少年

1104年，为培养专门的绘画人才，酷爱艺术的宋徽宗赵佶下旨创办画学，名额不多，只招30人。画学是历史上最早的宫廷美术教育机构，也是古代唯一的官办美术学校。除专业绘画课外，画学机构还教授《说文解字》《尔雅》《方言》《释名》等知识，提高学子们的文化素养。

史书中记载甚少的王希孟就是画学的学生。他13岁进宫入画学，后被召入禁宫文书库，侍奉宋徽宗左右，时常向皇帝献画。虽然最初几次并没有得到皇上的欣赏，但有艺术眼光的宋徽宗还是发现了这个少年的异于常人之处，这激发了他为人师的热情。他有空便亲自教授和指点王希孟绘画时的笔墨技法，于是半年之后就有了这幅名垂千古的《千里江山图》卷。

对此图，无论是色彩还是技法，宋徽宗都非常满意，他把它当礼物赐予了自己的宠臣蔡京。可惜的是，年仅18岁的天才少年王希孟，自此后在历史上没了音信，有人猜测他是累死的，也有流传说他是因又进献《千里饿殍图》后触怒皇帝被赐死的，还有说是被奸臣蔡京害死的。

传奇少年王希孟的死因如今已经无处可觅，可他传世的唯一作品《千里江山图》却在时间的长河不断冲洗下，成为一颗最耀眼的星。

E 千里江山，秀丽无限

长卷《千里江山图》以直入云霄的远山开首，浩渺的水岸近处，连绵的群山冈峦中隐藏着亭台楼阁、茅居村舍，随着秀起的群峰两翼渐伸，烟火气渐浓，长桥衔江、悬崖险峻、平原丰茂、宅邸幽深、渔村安宁、隐士悠闲、渔夫惬意、飞鸟自由、苍松劲挺、绿竹修直、瀑

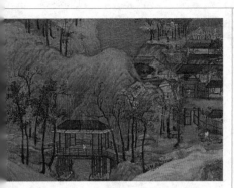

亭台楼阁

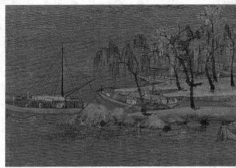

惬意渔船

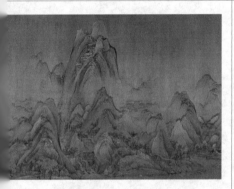

群峰秀叠

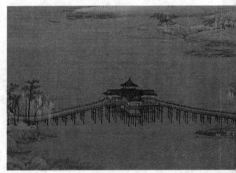

长桥衔江

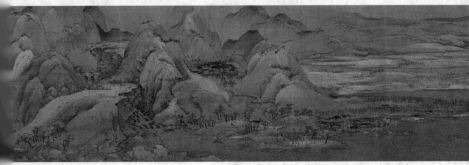

群山冈峦

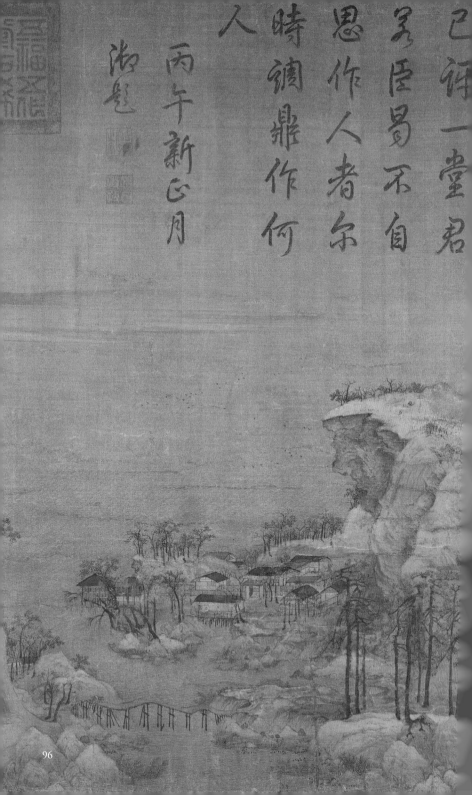

已訝一堂君

是臣昜不自

思作人者尔

時總鼎作何

人

丙午新正月

御題

96

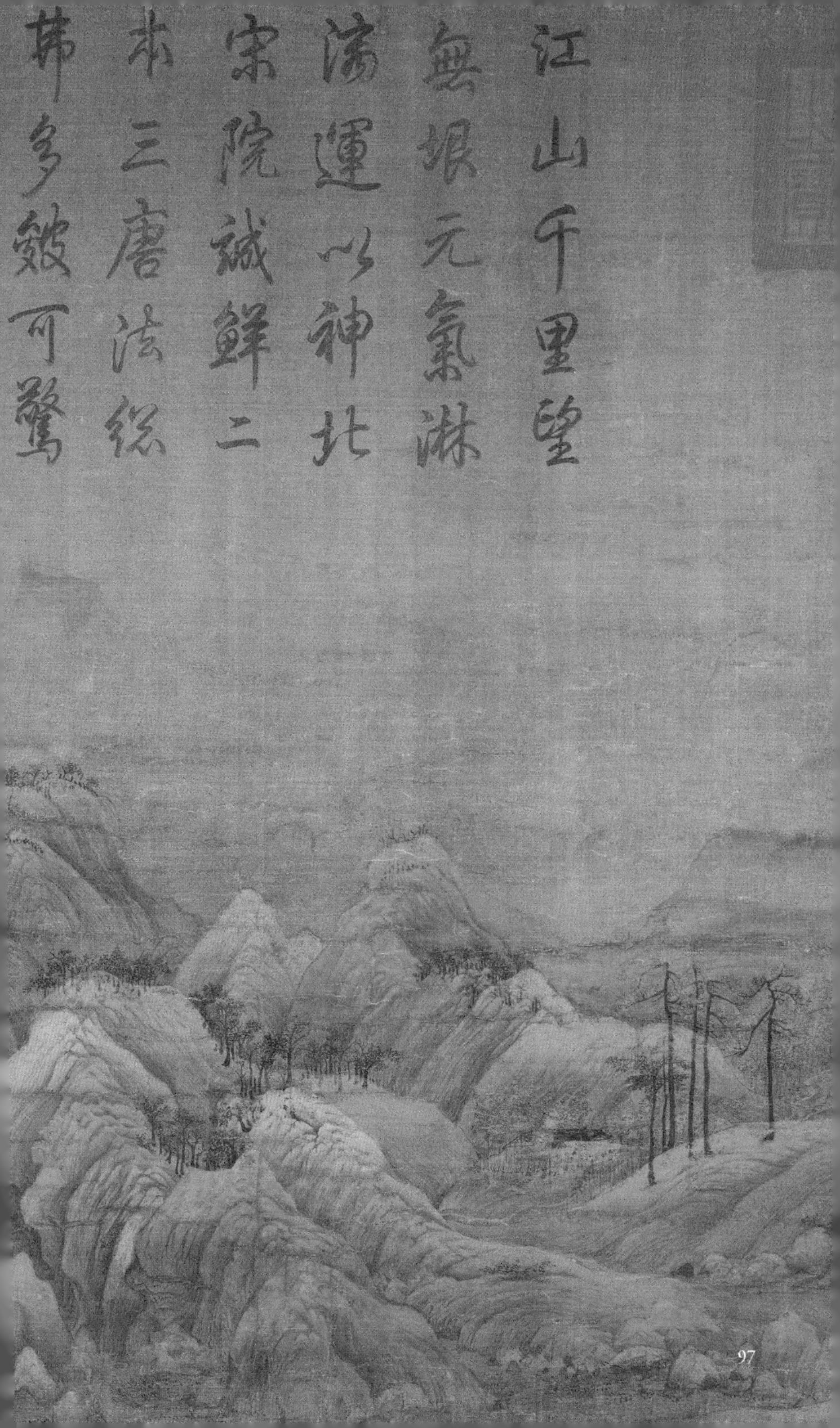

江山千里望

無垠元氣淋

漓運以神北

宋院誠鮮二

本三唐法綜

帅多皴可驚

97

布盎然……景物繁多，气象万千，疏密之中多变化，连贯之内蕴气势，充分展示了自然山水的壮美之秀。

全图以大青绿为基调，设色匀净清丽。山脚、屋墙、水天交接处用深浅各异的赭石色渲染，屋顶用浓黑，人物多粉画，敷彩精细。山石的大青绿设色，突现了苍翠的效果，使画面爽朗富丽。

收复河山之梦

北宋的统一和稳定，促进了商业的繁荣和农业的进步，耕地面积和亩产量增加使百姓安乐，贸易之盛带动了城镇兴旺，商业税成为国家财政主流。至宋徽宗年间，北宋人口8100万，开封成为国际化大都市，人口超百万。但宋神宗一朝围绕王安石新法的实施和废除，引发了一系列朝堂内部的矛盾，这在宋徽宗登基后变成了政务上的懈怠。新皇喜欢和重用的权臣蔡京、童贯及其党羽，排斥异己、贪赃枉法、卖官鬻爵，无恶不作，有"六贼"之恶名。民不聊生的百姓没办法，只能以不断的起义相抗争。

对内镇压起义战斗力爆表的宋军，在外面对金军和辽军时却几无建树，北宋王朝只能靠割让国土和岁年纳贡取得喘息的机会。内忧外患之下，以士大夫和太学生为主流的爱国力量悄然崛起，或临危不惧，力挽狂澜，如李纲，或唤起民众，一致抗敌，如太学生群体。然而，在软弱无能的朝廷面前，富国强兵、收复山河的梦想只能寄托在诗词、绘画的创作之中。

估计北宋"文青"之首宋徽宗，在看到《千里江山图》时，除去专业性的艺术欣赏外，只会有一种心理上的虚荣：瞧瞧我们老赵家的大好河山……

画院

中国古时官署名，是掌管宫廷绘画的机构。职责一是为皇家绘制各种图画，二是承担皇家藏画的鉴定和整理，三是负责培养绘画生徒。五代后蜀蜀主孟昶（chǎng）于956年创立的翰林图画院是中国历史上最早出现的画院。宋徽宗时有一整套完整制度的宣和画院成为后代画院的典范，对两宋绘画的繁荣起了很大作用。元时画院中断，明朝复置，清时废除。现在指中国现代美术的创作和研究机构。

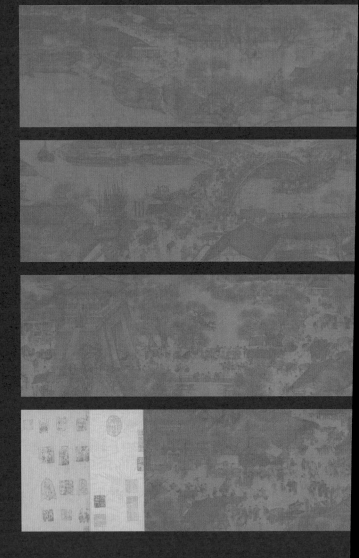

《清明上河图》
——繁华汴梁城的最后画像

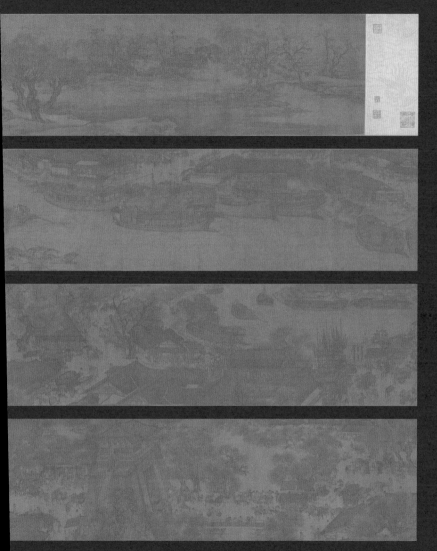

时　　代　北宋

尺　　寸　纵 24.8 厘米，横 528 厘米

属　　性　绢本长卷，风俗画

收 藏 地　北京故宫博物院

地　　位　国家一级文物，第二批禁止出国（境）展览文物之一，中国十
　　　　　大传世名画之一

1945 年 8 月 15 日，因为日本宣布投降，时任日本傀儡政权"伪满洲国"皇帝的爱新觉罗·溥仪，在吉林大栗子沟匆匆宣布退位，然后急忙乘坐一架小型军用飞机逃往日本。不料这架小型军用飞机在沈阳机场临停时，被苏军一支空降部队俘获，他随身携带的多箱宝物被收缴归公，由东北人民银行代为保存，并于 1949 年移交现辽宁省博物馆。1951 年年初，书画鉴定专家杨仁恺和同事们接到了清点这批文物的任务。

在博物馆当时的一个临时库房里，杨仁恺发现了一卷残破的画，上面写着《清明上河图》，看样子是被视为赝品而随手放弃的。随着画卷的一点点打开，杨仁恺的心禁不住狂跳起来：古色古香的设色，精致的传统界画法式，丰富翔实的题跋，纷繁复杂的收藏印……这里面描绘的人物和景象跟《东京梦华录》里记载的细节重合度太高了。他前前后后也过眼有十几个版本了，可是这卷展现出来的恢宏气势和细腻笔法，让他激动异常：800 多年了，世人终于见到《清明上河图》的原貌了……

繁华汴梁城的最后画像——《清明上河图》

传奇画家张择端

张择端,生卒年不详,字正道,今山东诸城人。"择端"出自《孟子》,"正道"来自《礼记》,从名字可以看出张择端的父母深受儒家思想的影响,他们希望自幼好学的张择端,能够进入仕途光宗耀祖。

在宋代,若想顺利进入仕途,不仅要读好经书,还要作好诗赋论策。因此,成年后的张择端离开老家前往汴梁游学。在汴梁,他参加了科举考试,最终未能如愿。考试的失败让张择端觉得无颜面对父母,选择留在汴梁谋生。

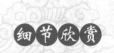

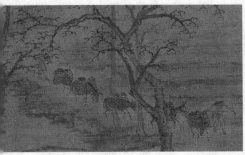

赶驴进城

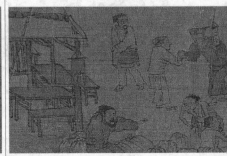

辛勤劳工

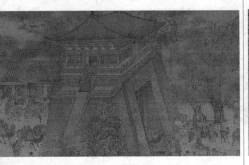

进入城门

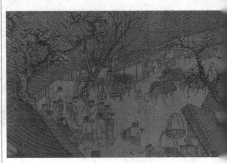

市面商家

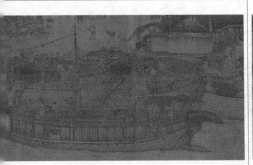

繁重的货船

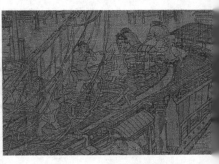

装卸货物

当时在位的皇帝是以艺术气质取胜的宋徽宗，他不但设立了专业美术学校"画学"，还将绘画列入科举制度之内，并亲自主持和出题。皇帝对于绘画的喜爱激发了当时宋人对于绘画的热情，各路丹青能手云集汴梁，培训画艺的机构也多如牛毛。张择端选择了界画，一番认真学习，最终考上了宣和画院，成为宫廷画师。也有传说他是被宋徽宗特招进宣和画院的。但不管是正式考上，还是御笔特批，张择端都如愿以偿地成了朝廷官员，专工界画宫室，绘制的舟车、市肆、桥梁、街道和城郭无一不栩栩如生。

金军攻破汴梁城后，张择端失去了稳定的官府收入，就以卖画为生。他现存世的作品仅为《清明上河图》和《金明池争标图》两幅，皆为我国古画珍品。《金明池争标图》现收藏于天津博物馆，绘制了端午时节，北宋开封金明池龙舟竞渡的精彩紧张场景。

宋朝城市生活画卷

《清明上河图》以长卷形式，采用散点透视构图法，生动记录了中国12世纪北宋都城东京（又称汴梁，今河南开封）的城市面貌和当时社会各阶层百姓的生活状况。

全卷景色由城外到城内，可分为郊野、汴河、街市三大段，中段又以"虹桥"为中心，展现汴河漕运的紧张气氛，达到全卷的高潮。开卷是从郊外早春乍暖的疏林薄雾中开始的，有两人执鞭赶着5头驮炭毛驴，正欲过桥，急匆匆地向城内进发。小桥傍水，几家农舍散落林间，鸡鸭羊圈恬静安谧。一支郊外踏青归来的队伍正穿过乡间小路回城，随行的一头驴突然发狂，激起了人们的侧目和路边牲畜的不安。

离开乡村，汴河码头热闹的气氛扑面而来，林立的店铺刚刚营业，装卸货物的劳工有条不紊，河上各种船只往来不断，摇橹拉纤的工人都十分卖力。越接近城中，画面越紧凑。只见虹桥两岸车水马龙，人头攒动，各种官署民宅及商家鳞次栉比，繁华非凡。市面之内，百业兴盛，招牌幡幌目不暇接，游客如织。汴河之上，运输繁忙，来往船只首尾相接，百舸争流。

张择端利用鸟瞰的构图方式，将浩大繁复的场面安置妥当。据统计，全图共画人物550余个，树木170多棵，各种牲畜五六十匹，不同车轿20余辆，大小船只20余艘，各种房屋30余幢。状物、画人笔笔精到，生动准确、惟妙惟肖，充分表现了画家概括生活、提炼素材的非凡才能和绘画技艺的高超。

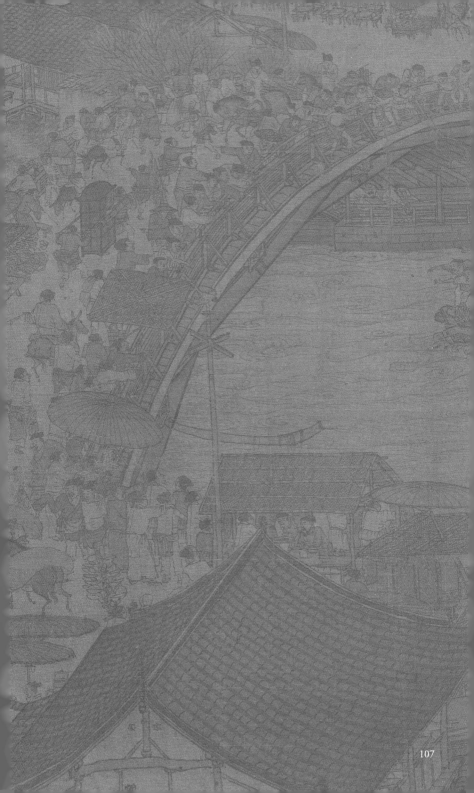

因此，当张择端将画作呈献给宋徽宗时，赵佶连连发出惊叹，立即提笔在卷首题写出"清明上河图"五个瘦金体大字，于是成为《清明上河图》的第一位收藏者。同时，也给后人留下了一幅研究宋代政治、经济、文化和科学技术情况的形象史料。

E 盛世之中的忧患

12世纪初的北宋汴梁城富丽甲天下，繁荣兴旺达到鼎盛，成为当时全国的政治、经济、文化中心，人口137万，8厢120坊，也是世界上最繁华的大都市。史书更以"八荒争辏，万国咸通。集四海之珍奇，皆归市易；会寰区之异味，悉在庖厨"来描述当时大宋都城开封的繁华。

在张择端的《清明上河图》完美地描绘出汴梁城的繁华时，也隐藏着一些对诸多社会问题的忧虑。如无人守望的望火楼，望火楼下被改成了饭馆的兵营；无人守卫的高大城墙上，既没有射箭的城垛，也没有任何城防工事，原本应该重兵把守的城防机构已经成了一家商铺；应该运粮的官船被大量调用运送花石纲，致使运粮私船越来越多，粮食价格失控风险很高；城门边税务官与货主们的争吵，惊动四周群众张望；写有旧党文字的屏风被当苫布，跟旧党书籍一起面临销毁命运；街道上不顾路人安危肆意飞驰的马车、不顾拥堵随心所欲占道祭神的富人；城门外慵懒倦怠的守宅兵卒……形同虚设的消防、肆无忌惮的商贾囤粮、惨烈冷酷的党争、防务涣散的城门、懈怠怠懒的军力、烦冗沉重的税收、随意混乱的城市管理，就这样一一在细节中看似不经意地显露出来。

只可惜，张择端的善意曲谏并没有起到任何作用，大宋王朝的灭亡之势在盛世太平的梦里被刻意忽略了，直到 1126 年金兵的铁蹄无情地踏碎了它。

风俗画

中国传统人物画的一种，以反映城市、乡村人们的日常生活，以及社会风俗为题材。汉时表现舞蹈、射猎、车马出行、百戏、农耕、宅院、历史故事等的墓室壁画和画像石、画像砖及帛画，是风俗画的早期雏形。"风俗画"一词始见于唐，宋时成为当时最大的亮点，以张择端的《清明上河图》为代表。

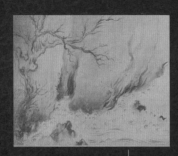

山岩险峻，树枝横斜，
激波拍崖，回荡其下。

《后赤壁赋图》

——文人精神世界的隐与仕

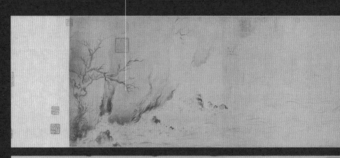

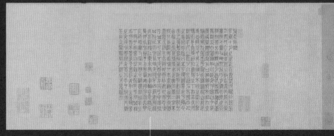

清雍正十一年（1733
年）进士张若霭的篆
书《后赤壁赋》全文。
张若霭（1713年—
1746年），雍正朝
重臣张廷玉之子，乾
隆朝大学士，官至礼
部尚书，袭伯爵。

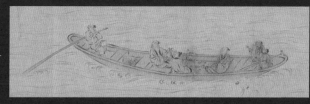

浩渺的长江之上，一叶扁舟顺流而下，舟中苏轼与同游诸友正坐而饮酒，一仙鹤清嘹掠过，引得众人纷纷观望。

时　　代　南宋
尺　　寸　纵 25.9 厘米，横 143 厘米
属　　性　绢本淡设色，手卷
收 藏 地　北京故宫博物院
地　　位　国家一级文物，第二批禁止出国（境）展览文物之一

12 世纪随着基督教神权政治的建立与巩固，教会构成了西欧各国之间的真正联系，并推动了中世纪欧洲城市的新生及城市经济的繁荣。在基督教的教育引领之下，欧洲各国大学诞生，以法国的巴黎大学为中心，被称为当时欧洲文化的缩影。

法国卡佩王朝加强了王权，却对其境内拥有英国国王头衔、占有大片领地的安茹家族毫无办法。英格兰亨利一世去世后，出自安茹家族的亨利二世建立了金雀花王朝，替代诺曼王朝统治了英格兰。这一时期英国的政治、社会形态、专业教育机构逐渐成形和发展。两国纠缠不清的王位隐患为两个世纪后英法两国的"百年战争"埋下了伏笔。

东亚，赵构建立的南宋依旧无法解决国家的军力问题，面对强敌的压力，不得不以东起淮水，西到大散关为界，与金朝对峙。日本则进入了大规模的国内动荡时期，贵族及武士纷纷加入这场混战，最终源氏家族胜出，日本进入漫长的幕府统治。

12 世纪末，一个叫铁木真的蒙古人成为蒙古乞颜部的首领，并依附于金朝，取得了"部落之长"之封。谁也没有想到，一场由他即将掀起的大风暴在后续几个世纪里令世界战栗。

《后赤壁赋图》——

文人精神世界的隐与仕

仕途遇挫的苏才子

1069 年，为改变国家积贫积弱的困境，宋神宗任用王安石为参知政事（副宰相），主持"熙宁变法"，但新法在多方面触犯了享有特权者的利益，因此从一开始就遭到了以太皇太后、皇太后及皇后为首的守旧派的激烈反对而举步维艰。

不仅如此，由于新法在实施过程中暴露了不少缺点，也受到了一些正直大臣的批评，如司马光、苏辙、苏轼、韩琦等。1071 年，苏轼上书谈论新法的弊端，惹得新任宰相王安石不快。为了避免纷争，苏轼自请出京任职，去杭州做通判，协助知州处理政务并身负监察之权。随后，他又迁调几处为知州，当政期间革新除弊，因法便民，颇有政绩。

1079年，43岁的苏轼上任湖州知州，例行公事地给皇帝递交一份感恩书《湖州谢表》，结果因几处带有感情色彩的语句，被别有用心的一些新党人士大肆利用，不但指责他"包藏祸心""妄自尊大"，还不忠皇帝、暗讽朝政。一时间，牵连数十人的"乌台诗案"出笼。

在新党要置苏轼于死地的同时，营救"文坛领袖"的活动也积极展开。他入狱103天，幸因宋太祖"不杀士大夫"的国策为营救争取了时间。很多人纷纷为他求情，就连已经退休的王安石也上书皇帝"安有圣世而杀才士乎"。正是这一句话，给了本来也不想杀苏轼的宋神宗台阶，他从轻结案，仅贬苏轼为没有实权的黄州（今湖北黄冈）团练副使。

出狱上任后的苏轼一度心灰意冷，心情郁闷，多次到黄州城外的赤壁山浏览，留下了《赤壁赋》《后赤壁赋》和《念奴娇·赤壁怀古》等名作。同时，为补贴生计，他和家人在城东开垦了一块坡地种田自足，并自号"东坡居士"。

⬛ 宋高宗的平反

由变法引起的那场党争后，被定性为旧党的苏轼和黄庭坚等人的文集和作品在北宋末期被排斥而不受重视。然而，南宋初立时，金朝却把这两人视为忠烈，并把苏轼提倡的"文人画"升为宫廷艺术。宋高宗赵构为了不落金军南侵口实，也为笼络文人士大夫的心，就给苏、黄两人平反，追谥苏东坡为"文忠"，追授太师官衔，并重用学习"苏学"之人。由马和之奉旨所绘、宋高宗赵构亲书的《后赤壁赋》图就完成于此时。

马和之，生卒年不详，今浙江杭州人，南宋绍兴年间（1131年—1162年）进士，官至工部侍郎。以绘山水、人物、佛像闻名，笔法飘逸高古，线条短促迅疾（后世称为"蚂蟥描"），被时人称为"小吴生"（吴指吴道子），在高宗朝御前十位宫廷画家中排名第一。

这幅画从精心挑选画家到亲笔题赋，足见宋高宗的用心。

⬛ 秋江夜月下的那场泛游

《后赤壁赋》图只截取了苏轼名篇《后赤壁赋》中"时夜将半，四顾寂寥。适有孤鹤，横江东来。翅如车轮，玄裳缟衣，戛然长鸣，掠予舟而西也"一段，饶有意境，再现了苏轼与友人"携酒与鱼"泛游之行。

苍茫的夜色中，长江浩渺，远山起伏；断岸千尺的赤壁山下，激流拍岩，水落石出；江心处一舟顺流而下，舟中苏轼与同游诸友正坐而饮酒。明月高悬下，大家的目光都被赤壁壮观的景色吸引，空中一只仙鹤横江东来，戛然长鸣后掠舟西去。

画面整体布局简远，景致清旷，笔法秀逸而流畅，别具一格。画后有宋高宗赵构草书《后赤壁赋》全文，又附无款篆书《后赤壁赋》全文。上有明末清初鉴藏家梁清标、清朝书画鉴藏家安岐等及清内府藏印40余方。

E 流行题材代代传

在重文抑武的宋朝，苏轼的才名朝野震动，也素为历朝帝后所爱，但终因"一肚子不合时宜"的守正之心，在官场上起伏不定，尝尽颠沛流离之苦。然而，在他一生的传世之作里，人们读到和悟出的全是他面对生活和命运的豁达与洒脱，这份胸怀天下、随遇而安、自得其乐、永不放弃的练达精神超越了时空，成为中国文人世界里一面独特的旗帜。

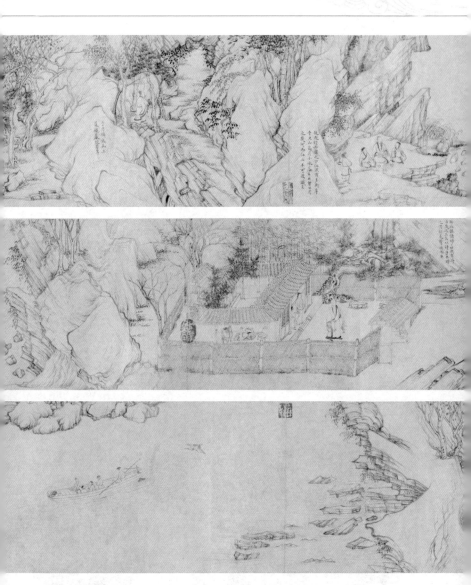

北宋·乔仲常·《后赤壁赋图》（局部，美国纳尔逊艺术博物馆藏）

《后赤壁赋》作于苏轼被贬至黄州之时，这次经历使苏轼更深刻地理解了社会和人生，在积极进取的心与壮志难酬的现实困扰中，他寄情于赤壁山水自我调节，终将儒家入世哲学与释道出世精神相融合，在仕与隐之间为后世文人树立了一个精神象征。

　　除马和之的创作外，亦有很多画家以苏轼赤壁赋为题材。如现藏于美国纳尔逊艺术博物馆的北宋末年乔仲常的《后赤壁赋图》及南宋李嵩的团扇《赤壁图》；现藏于台北"故宫博物院"的金朝武元直的《赤壁图》和明朝文徵明的《仿赵伯骕后赤壁图》；现藏于辽宁省博

橄榄核雕作品

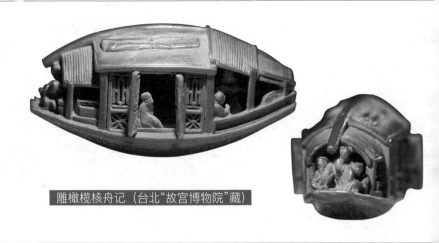

雕橄榄核舟记（台北"故宫博物院"藏）

物馆的明仇英的《赤壁图》和钱毂的《赤壁图》扇面；现藏于北京故宫博物院的明朱郎的《赤壁赋图》……

除绘画外，人们还能在书法、雕刻、瓷绘、玉制、印章上，见到苏轼这两篇传世作品的影子，如现藏于台北"故宫博物院"，由清乾隆年间巧匠陈祖章雕刻的橄榄核小舟，仅长3.4厘米，方寸之间栩栩如生地展现了苏轼夜游赤壁之景。

手卷

中国传统国画的一种横幅装裱体式，以从右往左展开而得名，又称"横卷"。以顾恺之《洛神赋图》卷、《女史箴图》卷为最早。手卷的高度一般在30～50厘米，长度最长可达20米。现在能见到的常用格式，主要由"天头""引首""画心""尾纸"等四部分组成。除引首用宋锦或绢裱外，其余部分都是用洁白的宣纸。各部分之间用宋锦或绢裱成，间隔（又称"隔水"）宽二至三寸。

曜变天目茶盏

——方宇宙无穷变

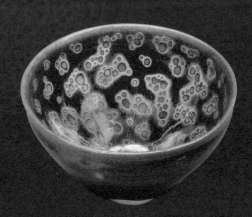

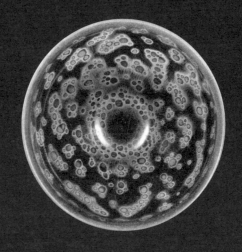

时　　代　　南宋

尺　　寸　　高 6.8 厘米，口径 12 厘米

属　　性　　茶具

收 藏 地　　日本静嘉堂文库美术馆

地　　位　　天下第一名盏，世界仅存三件完器之一

15 82 年 6 月 20 日，日本本能寺灯火通明，国内最强大的大名织田信长举办了一场盛大的茶会，招待几十位天皇的朝臣，商量朝廷给自己的官职及天皇的退位问题。一直在"狩猎名物"（以茶具为重）的织田信长拿出了自己的最爱——来自中国的曜（yào）变天目盏，这个注满清澈的茶水后犹如宇宙群星闪耀的茶具，时常能安抚他烦躁的情绪。

然而，茶会散后的织田信长一直到后半夜才睡，心里有种不好的预感让他莫名难安。天刚蒙蒙亮，他的心腹大臣明智光秀就带兵包围了本能寺，一场上下都蒙在鼓里的叛乱开始了。对此毫无准备的织田信长及几位亲信寡不敌众，不得不负伤退入内室。"人生五十年，如梦亦如幻。有生方有死，壮士何所憾。"伴着一代霸主的信口吟唱，内室里燃起了熊熊大火，时年 48 岁的织田信长就此殒命。

那只由足利义昭请求织田信长帮助自己取回征夷大将军之位而送出的"无上神品"曜变天目盏自此失去下落，现在人们只能在《君台观左右帐记》（《御饰记》）中看到："曜变，建盏之无上神品，乃世上罕见之物，其地黑，有小而薄之星斑，围绕之玉白色晕，美如织锦，万匹之物也。"

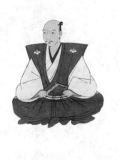

无穷变
一方宇宙
曜变天目茶盏——

⊟ 曜变天目

　　日本往中国派留学生和学问僧始自隋朝，以唐朝为盛。留学生是学习中国文化的学生，学问僧则是学习佛教的僧侣。随着宋朝斗茶之风的盛行，更易凸现茶色的黑釉茶盏受到了人们的喜爱，其中以福建建阳水吉镇建窑烧造的茶盏最受追捧。南宋时在今浙江天目山佛寺留学的日本僧侣们，不仅将佛学带回日本，甚至将佛寺所使用的斗笠形茶盏也带回了日本，这就是日本天目茶盏的由来。

　　天目釉即黑釉，"曜变"是黑釉中的极品釉色，是含铁的瓷釉在窑火的煅烧下偶然生成的。黑釉在一次性高温中会自然浮现若干个大大小小的耀斑，在不同光线和温度条件下，这些耀斑会闪耀出七彩光晕，奇特无比。

天目釉瓷极难烧制，就算烧制成功，亦因温度的偏差，出窑成品上的图案千变万化，罕见相同，其中以曜变、油滴、兔毫最为名贵。南宋灭亡后，曜变技术失传，目前全世界仅存三只半曜变天目盏。日本本来有四只，织田信长死时毁灭了一只，剩下三只分别藏于日本静嘉堂文库美术馆、藤田美术馆、京都大德寺龙光院，它们均被日本定级为国宝。还有半只是2009年在中国浙江省杭州市工程现场出土的破损的曜变天目盏。

曜变天目盏的传奇

现藏于日本静嘉堂文库美术馆的曜变天目茶盏被誉为"天下第一名盏"，又名"稻叶天目"。此盏敞口微敛，斜直腹，小圈足；胎体呈黑褐色，露胎见旋坯纹；外施黑釉，釉不及底，口沿微失釉；黑釉面上自然浮现的蓝色大小斑点，连同周围的各色彩晕自然排列，各成一体，随着周围光线角度的不同，光环的颜色变幻不定，

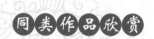

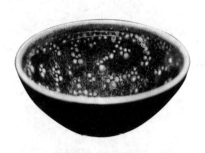

曜变天目盏
（日本京都大德寺龙光院藏）

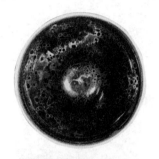

曜变天目盏
（日本藤田美术馆藏）

犹如宇宙中的银河系一样美丽玄妙，让人目眩神迷，被日本人比喻为"碗中宇宙"。

这只盏原为日本美浓稻叶家的秘藏，稻叶家的女儿阿福成为德川将军家的乳母后，将这只天目盏献给了将军府。没想到胆识过人的阿福不但兢兢业业地将德川家光带大，还成功劝说德川家康将长孙德川家光立为继承人。当中宫皇后德川和子刚生的男婴被迫夭折后，她又亲赴朝廷觐见天皇，为德川家争取了一个女天皇。为了奖励阿福对德川家的贡献，将军府把曜变天目盏还给了她。

已经被天皇赐号"春日局"（官职从三位）的阿福把这个珍宝传给了自己的两个儿子，稻叶正胜和稻叶正吉，并为其取名"稻叶天目"。

1918年，小野哲郎拥有了稻叶家代代相传的曜变天目盏，并于1924年将它送入拍卖行，以近600万美元的价格被三菱集团的创始人岩崎弥太郎购入。1940年，岩崎家成立了静嘉堂文库美术馆，这只曜变天目盏也成了头号藏品。

建窑

中国南方有名的烧造黑瓷的民窑之一，又称"建安窑""乌泥窑"，在宋代以烧制黑釉瓷而闻名于世。创烧于晚唐五代，窑址在今福建省水吉县、水尾岚、大路一带。原是江南地区的民窑，北宋晚期由于"斗茶"的特殊需要，烧制了专供宫廷用的黑盏，部分茶盏底部刻印有"供御"或"进盏"字样。因胎土含铁量高，烧成后釉面有明显的垂流和窑变现象，釉色变化无穷，丰富多彩，有兔毫、油滴、曜变、鹧鸪斑等有名的品种。

吉州窑黑釉木叶纹盏

——叶飘过性空灵

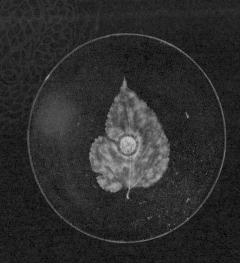

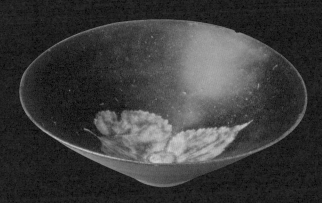

时　　代　南宋

尺　　寸　高 4.9 厘米，口径 15.1 厘米

属　　性　茶具

收 藏 地　美国波士顿美术博物馆

地　　位　中国海外遗珍、世之神器

北宋末南宋初时，江西吉安永和镇上，吉州窑的炉火正旺。尹家山有位制瓷名匠舒翁，妻子去世后他收养了妻家的一个小姑娘为女儿，改名舒娇。十几年过去了，在舒翁的精心培养下，漂亮伶俐的舒娇瓷艺青出于蓝而胜于蓝。他们烧制出来的玩具和人物瓷塑造型生动、色泽明灿，精品甚至都能跟当时官窑之一的哥窑瓷器相媲美。

眼看最佳成婚年龄过去了，舒娇还没有一点要嫁人的意思，这可急坏了舒翁。然而，跟着父亲走南闯北开阔了眼界的舒娇，一点都不在意，她每天琢磨着融合南北技艺独创一些新式的瓷器纹饰和工艺，有机会就去参加比赛，连朝廷都知道她的大名，还专门嘉奖过她。慢慢地，想开了的舒翁也就随女儿了，父女俩时常在一起讨论陶艺和造型，商量舒家窑产品的拓展。

又一年的夏季来了，坐在院中的舒娇偶然抬头，发现一片桑叶飘落进了一个刚上完底釉的碗中，被釉水吸附在碗心的桑叶颤颤巍巍，极为生动。擅长构图上釉的舒娇眼光一亮：建窑黑釉瓷独霸天下，眼前这不正是一个另辟蹊径的好机会吗？经历无数次的失败后，让后世视为珍宝的木叶盏成功诞生了，然后是剪纸贴花、玳瑁釉……

最终，舒娇的制瓷技艺胜过了父亲，成为我国陶瓷史上见于文献记载的第一个女陶瓷家。

性空灵 一叶飘过

吉州窑黑釉木叶纹盏——

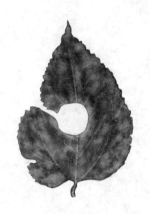

斗茶兴盛

　　中国是茶的原产地，古时上至帝王将相，下至挑夫贩夫，无不以茶为好。人们常说："开门七件事，柴米油盐酱醋茶。"由此可见，茶已深入民间各阶层。饮茶成为一种时尚和文化始于唐时陆羽所著的《茶经》，这门艺术在宋代达到高潮，又因点茶法盛行，致使斗茶成为宋人"四大雅事"之一。

　　斗茶品以茶"新"为贵，用水以"活"为上。每年清明节前后，新茶初出，选品最为适合；水以山泉为佳，江水次之，井水最差。斗茶时一斗汤色，二斗水痕。茶

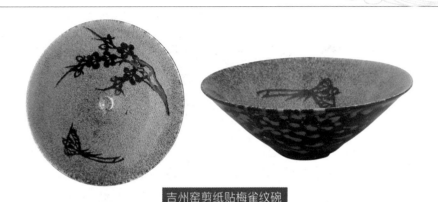

吉州窑剪纸贴梅雀纹碗

汤色泽纯白者为胜，青白、灰白、黄白为负。宋代主要饮用团饼茶，调制时先将茶饼烤炙碾细，然后烧水煎煮。如果研碾细腻，冲泡出来的汤花就匀细，可以紧咬盏沿，久聚不散，名曰"咬盏"。反之，如果汤花很快散开，汤与盏相接的地方立即露出"水痕"，就输了。水痕出现得越晚越好。

斗茶的兴盛带动了人们对于茶盏的讲究。为了更好地看出茶汤的效果，黑釉瓷茶具大受欢迎，当时吉州窑、建窑天目瓷中备受皇帝和文人墨客瞩目推崇的茶盏，是适宜斗茶的兔毫、鹧鸪斑、油滴等结晶窑变器物。此时风格独特、被海外收藏家视为"世之神器"的木叶盏并不在斗茶最受欢迎的茶具之列。

一叶一菩提

　　吉州窑地处现江西省吉安县永和镇，因为瓷业的兴旺和繁荣，永和镇一跃成为当时"天下三镇"之一的瓷城。唐宋时期，赣南是中国禅宗寺院密集、大师辈出的地区，在"七祖"行思和尚道场青原山深厚的佛教氛围和禅风的影响下，禅宗在永和镇也兴盛起来。南宋时，围绕永和镇窑场的周边佛寺众多，禅茶之风鼎盛，"饭后三碗茶"甚至成为吉州永和镇禅僧的"和尚家风"。

　　吉州窑专为寺院生产的特色茶具中以木叶盏最为特殊。佛家云"一花一世界，一叶一菩提"，菩提叶代表了僧人的信仰，而桑叶被认为能通禅，因此当一片飘零的桑叶，置于火与泥土锻造的茶盏之中，逢清澈的茶汤注入时，犹如天空游移的一片云，大海摇曳的一叶舟，深远幽静，拙中藏细，见真见性，韵味深长。据说，当曹洞宗的开山祖师良价禅师在江西吉水讲法的时候，特意请人烧制了吉水窑木叶盏，茶禅一味，这茶道因为一片桑叶更蕴藏着佛性与觉悟。

　　现藏于美国波士顿美术博物馆的茶盏，侈口，斜弧壁，小圈足，形如倒置的斗笠。内外黑釉，口沿釉薄处呈土黄色胎，碗内心饰树叶一片，表态逼真，茎脉清晰，极富天然之趣。

　　吉州窑的木叶装饰一般多见于茶盏的内壁，在浅黑的釉地上装饰一片色彩不一的树叶，充满悠远的意境。制作时，先在胎体上施一层黑釉，树叶经过特殊处理后施一层淡釉，再把它贴在黑瓷坯体上入窑烧制。木叶有半叶、一叶，也有二叶、三叶叠加。成品后的树叶与釉面完美结合，真实完整地保留了树叶的原貌，叶子的脉络纤毫毕现。注水入盏，茶叶好像浮在水中，意趣悠扬。

　　从目前资料看，吉州窑生产的木叶盏仅限于南宋。作为最富传奇的瓷器品种之一，稳定性靠运气，成品率低的吉州窑木叶盏向来有着"一窑生一窑死"的说法，

海外博物馆藏吉州窑黑瓷

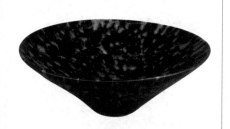

吉州窑玳瑁盏
（英国大英博物馆藏）

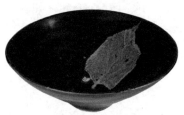

吉州窑黑釉木叶纹盏（日本
大阪市立东洋陶瓷美术馆藏）

除了靠掌控火候的经验，还要考虑天气、柴草干燥程度、装窑摆放等因素。因此，当时再有经验的窑工，也不敢打包票能烧出一窑完美的木叶盏。

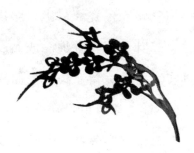

吉州窑

中国现有保存完好的古代名窑遗址之一，位于江西吉安市永和镇境内。它始于晚唐，兴于五代、北宋，极盛于南宋，而衰于元末。产品精美丰富，有青釉、黑釉、乳白釉、白釉彩绘和绿釉瓷等，尤以黑釉瓷产品著称，其独创的木叶、剪纸贴花装饰和窑变玳瑁釉饮誉中外。宋元时，产品大量出口，现世界各地的很多博物馆和收藏家都藏有吉州窑的名贵产品，其木叶盏在英国、日本、韩国等国家被列为国宝。

金边玛瑙碗
——南宋王朝的奢华之风

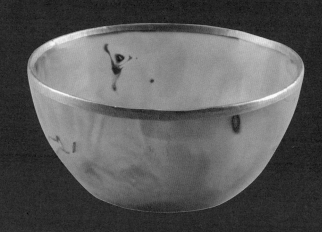

时　　代　南宋
尺　　寸　高 5.9 厘米，口径 13.2 厘米，底径 7.5 厘米
属　　性　饮食器
出 土 地　安徽省来安县相官乡
收 藏 地　安徽博物院
地　　位　国家一级文物，镇院之宝

12世纪初，随着宋室南迁，大量北方人民涌入南方，在江南地区优越的自然条件下，中国的经济重心快速地完成了南移。以财物换和平的外交政策，为南宋的经济发展提供了相对和平的环境。农业、手工业、制造业、商业、海外贸易逐渐恢复并兴盛，大城市的兴起、市民阶层的形成、商业经济的繁荣开启了中国社会的平民化进程，这个现象被后世美国、日本学者普遍称为中国"近代初期"。

当时的南宋与印度洋北岸的阿拉伯帝国构成了当时世界贸易圈的两大轴心，南宋都城临安成为人口过百万的国际性大都会，城内仅商行就有440种，商肆林立，坊市密布，真可谓是"寸土寸金"，各种商品应有尽有，热闹非凡。对外贸易发达，港口近20个，与世界上50多个国家和地区有使节往来和贸易关系。朝廷在沿海多地设市舶司专门管理海外贸易。装有指南针的南宋远洋商船近到朝鲜、日本，远达阿拉伯半岛和非洲东海岸。专卖外国商品的"蕃市"、供外国人居住的"蕃坊"、外商子女接受教育的"蕃学"在各个外贸港口都成标配。泉州就是在南宋晚期一跃成为世界第一大港和海上丝绸之路的起点。

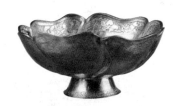

金边玛瑙碗——

南宋王朝的奢华之风

修猪圈的偶然发现

　　1972年，安徽省来安县城南22公里处的相官公社的一个村民趁着天气不错，加紧修建自家的猪圈，忽然视线被翻出来的土吸引了，里面好像有个什么东西闪了一下。他蹲下去把这个东西从土里小心地捏出来，好像是个碗，就个头小了点。用水清洗后，竟是个没见过的半透明小碗，口沿处还包了一圈黄金！

　　难不成是古物？上报后，考古人员很快就来了。经过专业处理后，大家激动地发现它是玛瑙所制，用金边装饰可不是一般人家用得起的。金边玛瑙碗不会无缘无故出现，附近肯定有古墓。一番探查，考古人员果

135

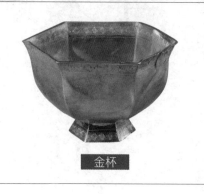

金杯

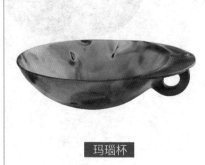

玛瑙杯

然在猪圈附近发现了一座小墓。这座墓的墓主是胡母圩（xū），她的墓室规模并不大，墓顶由小砖拱砌而成。从墓砖和文物特征分析，考古人员判断此墓的年代大约是南宋淳熙年间，墓主有可能是这一时期某官宦人家的家眷或富裕人家的女眷。只可惜，在盗墓贼的洗劫下，墓室里仅剩一具盖被打开的楠木棺材，胡母圩的骨骸都已经没有了，所有陪葬品除了已经被发现的金边玛瑙碗，仅找到一支金钗。

奢华之风弥漫的社会

南宋经济上的富足使得整个社会从上到下，都弥漫着一种奢华浪费的风气。从吃穿用度到婚葬嫁娶，宫廷王府挥金如土，奢靡无度，就连一般的平民百姓，也无不竞相攀比，甚至连寺庙里的供奉之物都大量使用金饰。

官宦阶层和富裕人家应酬往来，几乎每天都要宴请且出手极为阔绰，不但饮食酒菜要求极为精致，所用盛放器具也无一不贵重。就连自己家中的生活用具也多在口沿处包镶金边，特别是碗、盘、奁等瓷器上的芒口，镶金施彩，甚为流行。这种锦上添花的包镶技术，只为增加器物的富丽和华贵，彰显自己的富足。

镶金边的玉碗

俗话说"千种玛瑙万种玉，有钱难买金镶玉"，金镶玉是指一种金、玉的制作工艺，精细复杂，要求很高。在中国传统文化中，金象征着高贵，玉代表着纯洁，金镶玉寓意"金玉良缘"，是尊贵吉祥与超凡脱俗的完美结合。真正代表金镶玉的工艺是在清朝，靠工匠连续不断的敲击，把金丝或金片镶嵌到玉质地的图案中。

玛瑙因其兼具瑰丽、坚硬、稀有三大特征，自古被视为美丽、幸福、吉祥、富贵的象征。从安徽来安县相官公社宋墓中出土的金边玛瑙碗，表面呈橙黄色，是选用北方优质的玛瑙整体掏膛制作而成。碗深腹微鼓，平底，打磨厚度仅为 0.2 厘米的碗壁润泽光滑，半透明中朦胧地显露出自然纹理。碗的口沿处镶嵌了一圈薄薄的窄边黄金条饰，又称为"金扣"。金的光泽与玛瑙的晶莹交相辉映，显得典雅又华贵。

◲ 玛瑙 ◲

中国已知最古老和最早利用的玉石之一，古称"赤玉""赤琼"，东汉时随佛教传入改称"玛瑙"，亦是"佛家七宝"之一。矿物成分主要是隐晶质石英，色泽呈红、蓝、绿、黄、褐、紫、灰、黑、白等，丰富奇丽，故俗语有"千种玛瑙万种玉"之说。依其纹带花纹的粗细和形态有多种分类，如缠丝玛瑙、带状玛瑙、苔藓玛瑙、黑花玛瑙、水胆玛瑙等，其中以红色纹带者最珍贵，称为"红缟玛瑙"。

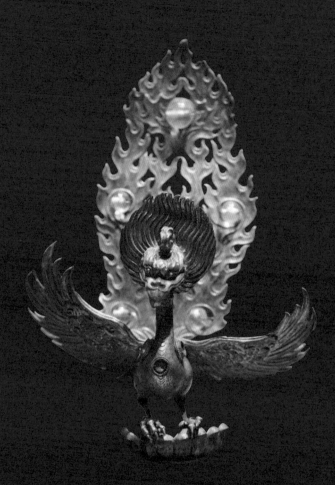

银鎏金镶珠金翅鸟

——大理人的守护神

时　　代　南宋
尺　　寸　通高 18.5 厘米，重125克
属　　性　金银器
出 土 地　云南省崇圣寺主塔千寻塔
收 藏 地　云南省博物馆
地　　位　国家一级文物，镇馆之宝

经过漫长的七年秘密筹划后，公元937年2月4日，南诏武将、通海节度使段思平领导的大规模起义爆发了。他先后经历了郑买嗣"大长和国"、赵善政"大天兴国"和杨干贞"大义宁国"三家的短命政权，深知要想改变民不聊生、怨声载道的世道，就必须获得云南当地各个民族政权的支持。于是，他先后取得了洱海地区高、董两大贵族首肯和滇东三十七部的兵力支持，在广大人民的响应下，开启了平定西南的步伐。

据说，当大军进攻大理时遇到困难，段军不克而士气低落。当晚段思平在梦中得到三个梦境——"人无首，玉瓶无耳，镜破"，感到大惑不解，心里甚是忐忑。军师道人董迦罗为其解梦，说他的梦境实为吉兆，因为"君乃丈夫，去首为天；玉瓶去耳为王；镜破则无对者"。段思平闻言大喜，并将此梦境说与大军听，因而军心大振。当天，段军找到了一名披缨的浣纱妇女，她指点了大军渡河地点，并说："人从我江尾，马从三沙矣，尔国名大理。"在她的指引下，大军顺利渡河，攻破太和城，灭掉大义宁国。在苍山洱海边，一个新的政权——大理建立了，段思平定都羊苴（xié）咩（miē）城（今大理城），年号文德。

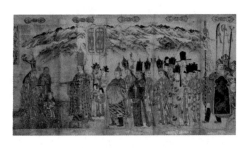

银鎏金镶珠金翅鸟——

大理人的守护神

大理段氏立国

金庸先生的一部《天龙八部》，让很多人知道了在彩云之南曾经存在过一个神秘的国度——大理。小说中那个擅使一阳指、六脉神剑的书生，痴情迂腐，却又很可爱，深受读者的喜爱。但是，很多人可能并不知道，小说中这个让人印象深刻的翩翩少年，原型就是大理的第 16 任皇帝大理宣仁帝段正严。

大理的前身是南诏，由蒙舍部落首领皮罗阁统一六诏后于 738 年建立，902 年被唐人郑回的后裔郑买嗣所灭。随后的三十余年内历经了四个政权，直到 937 年段思平重定西南，建立新政权，疆域覆盖今中国云南、贵州西南部、四川西南部，以及缅甸、老挝、越南北部部分地区。

大理的政权大部分时期都把持在相国高氏一族手里，直到1253年，忽必烈征云南灭大理。大理末代帝王段兴智被擒后送往蒙古汗廷，被蒙哥汗任命为世袭总管，原大理官员多受封为云南各地土司。1270年，大理原境置云南行省。

皇 家 国 寺

佛教在南诏时传入，大理时全盛，最终到了全民信佛的地步。佛教发展成为大理的国教，佛寺与佛塔遍布境内。元朝的郭松年编著的《大理行记》记载："此邦之人，西去天竺为近，其俗多尚浮屠法，家无贫富皆有佛堂，人不以老壮，手不释数珠，一岁之间，斋戒几半。"从这里足可以看出大理的佛教盛况。因此，大理有"佛国"和"妙香国"之称，妙香在佛教中称"殊妙的香气"。

代表大理佛教文化的崇圣寺自建成之后即为南诏、大理时期佛教活动的中心，殿堂钟楼雄伟壮观，气势非凡。当时与崇圣寺一起建造的还有三塔中的主塔千寻塔，据史籍记载，当时崇圣寺与主塔建造时，"寺基方

7里，屋890，佛11400，铜40590斤"。据历史记载，大理的22位皇帝中，先后有9位到崇圣寺出家为僧，他们分别是第2位段思英、第8位段素隆、第9位段素贞、第11位段思廉、第13位段寿辉、第14位段正明、第15位段正淳、第16位段正严和第17位段正兴。

明正德年间大理发生地震，崇圣寺受损严重，嘉靖年间在著名文学家、理学家李元阳主持下得以修缮。清咸丰年间不幸烧毁，只留存三塔。20世纪80年代后，崇圣寺开始恢复重建，2005年4月全部工作完成。完工后的崇圣寺每年吸引大批内地和东南亚、南亚的香客，是东南亚和南亚推崇的"皇家国寺"。

"皇家国寺"崇圣寺

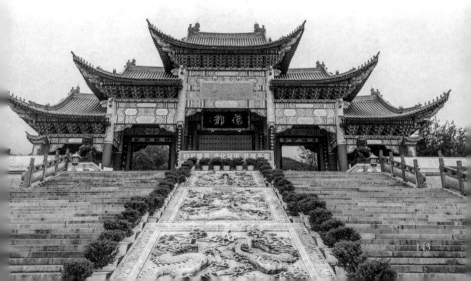

E 崇圣寺三塔

　　崇圣寺主塔千寻塔是大理地区典型的密檐式空心四方形砖塔，通高 69.13 米，16 级；后又建均为 10级的南北小塔，通高 42.19 米，是一对八角形的砖塔。三塔基础构造相同，阁楼式外观，每角有柱，每层出檐，三足鼎立又浑然一体，成为大理白族文化的象征。在苍山、洱海的映衬下，历经千年风雨和多次大地震而不倒，是大理古城历史风韵不可分割的一部分。

　　1978 年崇圣寺三塔整理维修期，人们在塔顶、塔基发现 680 余件文物，除佛像、经卷、金刚杵等佛教用品外，还有大批金银器，包括金佛像、金翅鸟、金塔等，

崇圣寺三塔

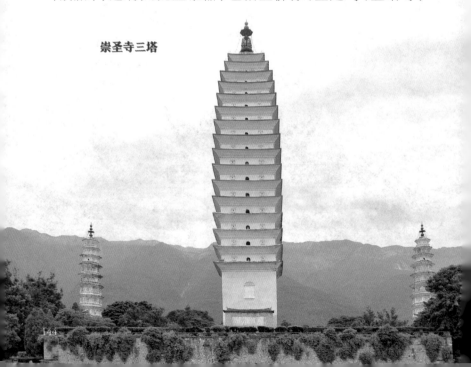

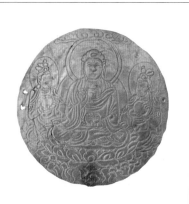

刻佛金版

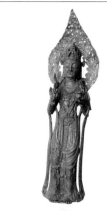

金背光银杨枝观音立像

其中以一只银质的大鹏金翅鸟最具大理特色。它整体鎏金，头饰羽冠，昂首展翅，仿佛引颈长鸣，两爪锋利有力，立于莲座之上，似乎俯瞰万顷洱海。尾、身之间插有镂空火焰形背光，其上饰水晶珠五粒。制作时，先将头、翼、身、尾分别锤刻，再焊接为整体，代表了当时大理的金银器工艺水平。

苍山洱海的保护神

金翅鸟梵文迦楼罗，是佛教护法中的"天龙八部"之一。传说这种大鸟，体积很大，展翅时可达336万里，且翅现各种庄严宝相，头顶一颗凸起的如意珠，鸣声悲苦，以龙为食，每天要吃一条大龙及五百条小龙。命终时，上下翻飞七次，飞到金刚轮山顶上死去。

据明代李元阳《云南通志》记："崇圣寺三塔各铸金为顶，顶有金鹏，世传龙性葆泽而畏鹏，大理旧为龙泽，故以此镇之。"当时的大理水灾频发，当地人认为有恶龙作祟，于是就把以龙为食的金翅鸟请了过来，置于崇圣寺三塔的塔顶震慑恶龙，保佑大理风调雨顺。因此，金翅鸟就成为大理的保护神，一直流传至今。

大理段氏

段氏始祖段俭魏为武威郡人，是东汉武威太守段贞的第17代子孙，六传至段思平，家族世代为南诏武将。段思平因战功升至通海节度使，因被人说有帝王之相而受迫害，一直藏匿在舅父的部族中。从段思平兴到段兴智亡，大理共历22帝，前后存续318年。

贵由汗致教皇英诺森四世的信

——蒙古帝国西征的插曲

时 代	大蒙古国时期
尺 寸	纵 100.12 厘米，横 20 厘米
属 性	国书
收藏地	梵蒂冈博物馆

13 世纪的世界舞台毫无疑问是属于蒙古人的，自蒙古高原上的天选之子铁木真迅速崛起后，这个被尊称为"成吉思汗"的男人和他的"黄金家族"，就统领着蒙古铁骑掀起了一场飓风级的草原风暴，从东亚到中亚再到西亚，甚至波及欧洲和东南亚海岛，这支空前强大的军队，踏过血与火，撼动着整个欧亚大陆，结束了伊斯兰的黄金时代，改变了亚欧大陆大部分地区的政治版图和文明进程。

在东南亚，埃及马木留克王朝的建立，遏制了蒙古人在西亚和北非的脚步。北印度德里苏丹国的奴隶王朝也多次击退了蒙古人的入侵，但同时也清除了佛教在印度的影响力。

在欧洲，法兰西王国在腓力二世的管理下进入了中世纪的黄金时代，巴黎大学成为整个欧洲的思想中心。经过半个多世纪的恢复后，拜占庭帝国击败十字军建立的拉丁帝国，重新入主君士坦丁堡。霍亨斯陶芬王朝统治的神圣罗马帝国神志涣散，处于历史上的空位期。

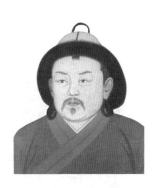

蒙古帝国西征的插曲

长子西征

　　1235 年，窝阔台汗命令大哥术赤的次子拔都征服俄罗斯，这是蒙古帝国继成吉思汗西征花剌子模后的第二次大规模的西征。由于各族宗王均以长子或长孙（如窝阔台长子贵由、拖雷长子蒙哥、察合台长孙不里等）统率军队，万户以下各级那颜也派长子率军从征，所以又被称为"长子西征"或"诸子西征"。大军虽有拔都任主帅，但实际指挥权在前军主将速不台手中。

　　1236 年—1241 年，蒙古大军先后灭不里阿耳、钦察、阿速国，攻破伏尔加保加利亚、基辅罗斯、加利西亚、摩尔达维亚、立陶宛大公国、波兰王国（时译"孛

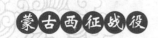

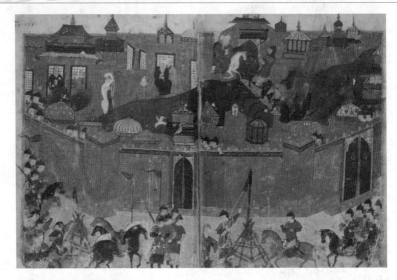

旭烈兀军围巴格达

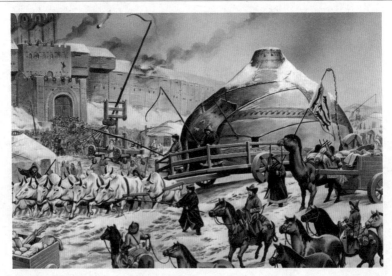

西征中的木质战篷

烈儿"）、匈牙利王国、保加利亚第二帝国、波希米亚
与捷克、摩拉维亚与斯洛伐克、拉什卡、威尼斯共和国
等国。1241年4月9日，列格尼卡战役一役，速不台
指挥的蒙古军队击败波兰西里西亚公爵亨里二世所率
领的日耳曼－波兰联军（神圣罗马帝国、波兰、波希
米亚）；11日，又在赛约河之战中大胜匈牙利国王贝
拉四世的军队，欧洲各国闻之大为震惊。

就在蒙古军企图继续进军威尼斯共和国的达尔马
提亚时，大军收到了窝阔台汗的死讯，不得不停下西征
的脚步，东撤回国推选新的大汗。

E 被推迟的忽里台大会

1241年12月11日，窝阔台去世，大蒙古国汗位
虚悬。窝阔台生前有意立三子阔出为继承人，但阔出早
于1236年2月南征南宋时去世，长子失烈门被指定为
继承人。窝阔台死后，皇后乃马真脱列哥那有意让自己
的长子贵由继承汗位，但威望最高的拔都因与贵由有旧
怨而拒绝出席推举大汗的忽里台大会，不得已她以失烈
门年幼为由，自己临朝称制。

蒙古没有固定的嫡长子继承制，忽里台就是古代

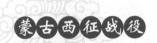

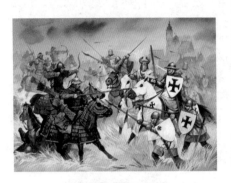
列格尼卡战役

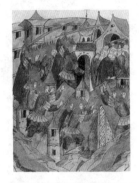
蒙古攻陷弗拉基米尔城

蒙古的一个政治及军事议会，部落里的长老必须出席，负责推举部落的首长及可汗，也决定和宣布重大军事行动，分派征伐任务。不管汗位继承人是前汗指定或者是武力争取来的，都必须经过忽里台的形式宣告。

因此，当拔都知道乃马真脱列哥那的真实意图后，以患病为借口中途返回封地。1242年，拔都在萨莱（今伏尔加河入里海处）定都，正式建立钦察汗国，又称"金帐汗国"。由于他是成吉思汗长子一支的宗王首领，品性宽厚又战功赫赫，深得人心，他的不赴会使忽里台大会迟迟无法举行。

乃马真皇后称制五年，为使宗室、大臣拥护儿子贵由，滥行赏赐，废弛法制。一切准备就绪后，1246年

8月26日，忽里台大会终于召开，拔都派弟弟别儿哥参加，在会上贵由毫无悬念地被选为大汗。

E 一位来自罗马教廷的使者

因欧洲诸国传言蒙古大汗信仰基督教，1245年春，时任罗马教皇的英诺森四世决定派遣一个教团前往蒙古，一方面争取说服蒙古大汗皈依天主教，另一方面也为了取得关于蒙古军队的一手可靠资料。

年过六旬的意大利翁布里亚人若望·柏朗嘉宾被任命为全权特使，携带着教皇写给蒙古大汗的亲笔信，于1245年4月16日从里昂出发前往东方。在经过波希米亚、波兰和基辅罗斯之后，柏朗嘉宾使团达伏尔加河畔钦察汗拔都的营地。拔都以事关重大，自己不能做主为由，派人送他们前往蒙古帝国首都由大汗定夺。不得已，教皇的使团被迫于1246年7月抵达上都哈拉和林。

8月底，柏朗嘉宾获准参加窝阔台长子贵由登基汗位典礼。不久，贵由汗召见了柏朗嘉宾，柏朗嘉宾向大汗传达了教皇的意愿，上呈了教皇的两封书信，一封是对基督福音的详细阐述，第二封信则谴责了蒙古军队对基督徒土地的侵犯和滥杀，并劝告蒙古大汗停止向西方进攻。

贵由汗感到很不悦，给教皇回复了一封措辞严厉的信，交由柏朗嘉宾带回。教皇的使团于1246年11月13日踏上归途，经过基辅，返回西欧。第二年的11月，柏朗嘉宾回到里昂，朝觐教宗，并呈递贵由汗的复函。

贵由汗致教皇英诺森四世的信

　　考虑到西方无人懂蒙古语，中亚到中东地区通行波斯语，这封蒙古帝国大汗的国书是由波斯文写成的，并

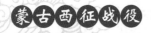

蒙古西征战役

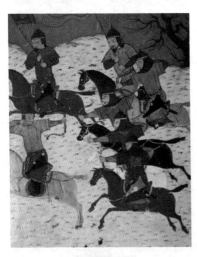

蒙古骑兵

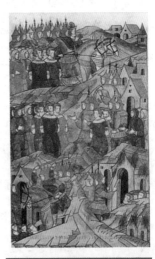

拔都突袭梁赞（俄罗斯城市）

盖有蒙古帝国玉玺印文。在回信中，贵由表示不理解为什么教皇要求他受洗礼，强调自己不会从已经占有的土地上撤退，并且对于教皇认为双方应平等相处的谴责表现出了不以为然。相反，他要求教皇亲自带着他所有的"国王们"到中亚去以表"臣服"，如果做不到，"你们将成为我们的敌人"。

据说，这封信发出后，整个欧洲都陷入了一种深深的恐慌，亨利三世治下的英国还为此海禁了好几年。

钦察汗国

又称"金帐汗国"，是大蒙古国的四大汗国之一，由成吉思汗长子术赤的次子拔都1243年所建。位于今天哈萨克咸海和里海北部，占有东欧和中欧地区（极盛时至多瑙河），当时罗斯诸公国为其藩属。1308年，元武宗遣使册封脱脱为宁肃王。1502年，末代大汗被克里米亚汗国击败，钦察汗国灭亡。

蒙古国牒状
——元日战争的前奏

蒙古國牒狀

上天眷命，
大蒙古國皇帝奉書
日本國王朕惟自古小國之君，
境土相接，尚務講信修睦。況我
祖宗受天明命，奄有區夏，遐方異
域，畏威懷德者，不可悉數。朕即
位之初，以高麗無辜之民久瘁
鋒鏑，即令罷兵還其疆域，反其

旄倪。高麗君臣感戴來朝，義雖
君臣，歡若父子。計
王之君臣亦已知之。高麗，朕之
東藩也。日本密邇高麗，開國以
來，亦時通中國，至於朕躬，而無
一乘之使以通和好。尚恐
王國知之未審，故特遣使持書，
布告朕志，冀自今以往，通問結
好，以相親睦。且聖人以四海為
家，不相通好，豈一家之理哉。以
至用兵，夫孰所好，
王其圖之。不宣。
至元三年八月　日

时　　代　大蒙古国时期
属　　性　国书
收 藏 地　日本南都东大寺尊胜院

1248 年春，登基不久的贵由汗借口西巡，欲讨伐不参加忽里台大会的拔都，不料 3 月就病逝于途中。第二年，对上次选汗失望的拔都以长兄身份召集诸王，在钦察汗国东境阿剌脱忽剌兀召开忽里台大会，商议选立新汗。

与会诸王都推举拔都为汗，但拔都坚决不肯。他从大局出发，认为贵由家的子弟才能平平，新汗如果再从其中选出，恐造成蒙古各部混乱割据；拖雷系拥有广大地域和帝国大部分军队，能够稳定汗位，推荐拖雷长子蒙哥。蒙哥长年跟随窝阔台征伐，屡立奇功，以机智刚毅和贤明英勇著称，立蒙哥为汗得到了多数与会者的赞同。

虽然窝阔台系和察合台系拒不承认会议选举结果，但 1251 年 7 月 1 日，在宗王大臣们的拥护下，蒙哥还是成功地继承了大汗之位。从此，汗位由窝阔台家族转移到了拖雷家族。

元日战争
的前奏

蒙古国牒状——

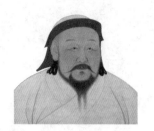

牒状

遇冷脸的遣日使团

1259 年，高丽太子王禃（zhí，原名倎）因支持忽必烈争汗位而赌对国运，幸运地结束了蒙古高丽战争。忽必烈立国后，封王禃为高丽国王，送他回国，是为元宗，并帮助他铲除了权臣，高丽王朝进入亲蒙的藩属时期。直到元末农民起义时，恭愍王王祺才趁机摆脱了元朝的干涉，使高丽重新成为独立的国家。

因为高丽，忽必烈知道了日本的存在。1265 年在元朝做官的高丽人赵彝向忽必烈进言，日本汉唐时就一直派使者到中原，建议招谕日本，向日本派出使节。第二年，以兵部侍郎黑的任主使、礼部侍郎殷弘任副使的使团携带《蒙古皇帝国书》经高丽前往日本。

使团到达高丽后，高丽国王元宗王禃命枢密院副使宋君斐和侍御史金赞作为向导带领使团前往日本。因为担忧元朝同日本开战会让高丽负担巨额的军费，宋君斐等人便以海峡风大浪急不利于航海、日本人粗暴凶悍不知礼仪为由，竭力劝阻使团前往日本。元朝使团信以为真，致使第一次出使无功而返。忽必烈对此非常生气，他严词斥责了元宗，要求他一定要将国书交到日本君主手里。

1268 年 1 月，高丽王朝起居舍人潘阜和书状官李

13世纪末日本镰仓幕府当政人物

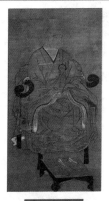

北条时宗

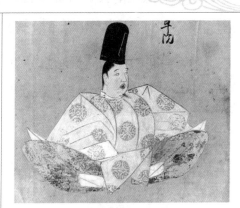

龟山天皇

挺一行抵达日本，当时日本的掌权人为镰仓幕府的北条时宗，他将蒙古国的国书转交嵯峨皇后，同时让手下的武士们做好开战的准备。半年过去了，任何回复都没收到的高丽使团不得不空手返回。得知消息的忽必烈命令高丽备战，并派将军前去视察黑山岛到日本的路。1269年春，再次出发的蒙古使节团在高丽使团的陪同下，登陆对马岛，因日本"不接触"政策，他们只得抓走了两名日本平民，这两名平民被忽必烈当成使节而备受礼遇，最后跟着高丽人和蒙古人的使节团一起回国。

就这样，从1266年至1273年，忽必烈以高丽人为向导先后六次派使臣持诏书到日本，均没得到回应，甚至重臣赵良弼曾在日本待了三年都无法见到真正能代表日本政府意愿的人。这批在日本被称作"蒙古国牒状"的诏书，却激怒了实权在握的北条时宗，他从蒙古人的国书中感受到了威胁和轻视，决定对抗到底，动员日本全境备战，并重点加强了最靠近高丽的九州防御。

蒙古国牒状内容

其文书如下："上天眷命，大蒙古国皇帝奉书日本国王。朕惟自古小国之君，境土相接，尚务讲信修睦。况我祖宗受天明命，奄有区夏，遐方异域，畏威怀德者，不可悉数。朕即位之初，以高丽无辜之民久瘁锋镝，即令罢兵，还其疆城，

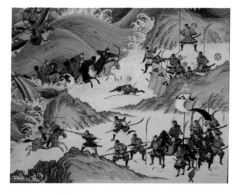

日本"神风"

13世纪末元朝军队入侵日本时，都曾遇到足以摧毁元军船只兵甲的台风。日本认为有神灵相助，所以把这几次台风称为"神风"。

反其旄倪。高丽君臣感戴来朝，义虽君臣，而欢若父子。计王之君臣，亦已知之，高丽，朕之东藩也。日本密迩高丽，开国以来，亦时通中国。至于朕躬，而无一乘之使以通和好，尚恐王国知之未审。故特遣使持书，布告朕志，冀自今以往，通问结好，以相亲睦。且圣人以四海为家，不相通好，岂一家之理哉？至用兵，夫孰所好。王其图之，不宣。至元三年八月＊日。"

至于为什么忽必烈非要让日本归降，一直存在争议。有人说当时人认为日本盛产黄金，珠宝遍地，财富吸引了忽必烈；更多人认为是忽必烈为了孤立和合围南宋之举。总之，没有从日本得到回应的忽必烈还是决定用战争来解决。

文永之役

　　1274年，忽必烈委托高丽造大小舰900艘，以忻都为征东都元帅，统帅蒙古军、汉军、高丽军共3.2万人，远征日本。因当时日本后宇多天皇的年号为"文永"，这场元日之战又称"文永之役"。

　　元军先后成功登陆对马岛、壹岐岛、百道原、博多箱崎郡，与聚集在九州的日本诸国部队发生激战。因为后援不足，忻都决定撤退。谁想就在撤军的当晚，又遭遇台风袭击，竟损失一半多人。

竹崎季长绘《蒙古袭来绘词》

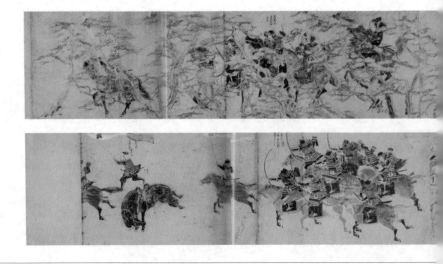

此役后，得胜的镰仓幕府组织大量民力沿博多湾一带建造了高 2 米厚 2 米的石墙，防止蒙古军队再次入侵。

弘安之役

1281 年春，攻灭了南宋的忽必烈兵分两路，发动了对日本的第二次入侵。负责作战的东路军由忻都、洪茶丘率蒙古人、女真人、契丹人共 1.9 万，金方庆统高丽军 1 万人、900 艘战舰、高丽水手 1.7 万人，从高丽出发；负责在占领区屯田的江南军则由南宋降将范文

文永之役（日本三之丸尚藏馆藏）

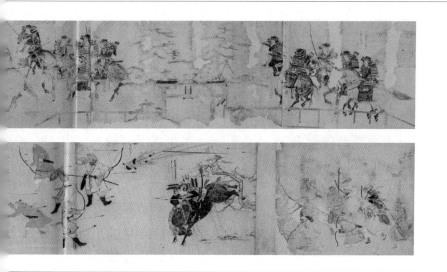

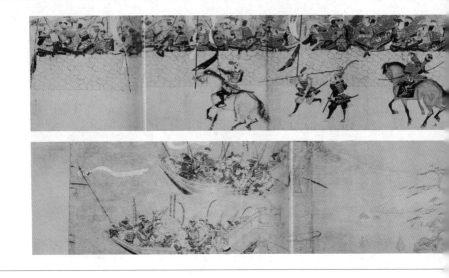

虎、李庭率南宋降军 10 万人，乘战船 3500 艘，从庆元、定海（今浙江宁波）出发。两军约定于 6 月会合。

　　由于石墙的存在，元军的战舰到达日本近海时，长达一个月竟然没有找到合适的登陆地点，直到 7 月初南北两军才在九州外海会合。在石墙的掩护下，日本的战斗力更加顽强和有效，元军损失惨重却始终无法突破。在高丽军队的配合下，元军曾一度夺取了壹岐岛，并短暂成功登陆了一些地点，但很快就被赶回船上。接着，又是台风袭击，军舰大部分沉没于风暴，没办法坐船回国的三万余元军要么战死，要么被俘。

　　1283 年，出师两次失利的忽必烈重建大军，准备

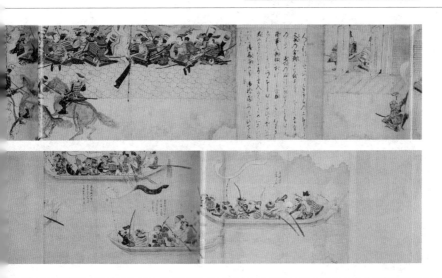

第三次进攻日本。此事因为江南人民的强烈反抗及越南军事的受挫而作罢。

◁◁ 忻都 ▷▷

又作忽敦，元初将领，铁木真弟弟铁木哥斡赤斤之后，是元朝监视和统治高丽的重要官员。高丽朝廷议事时坐在国王左边，因为权力过大，受到高丽王的猜忌。在元朝征讨日本的战役中也发挥了重要的作用。儿子琪在高丽任司空，并娶安平公王璹的女儿。

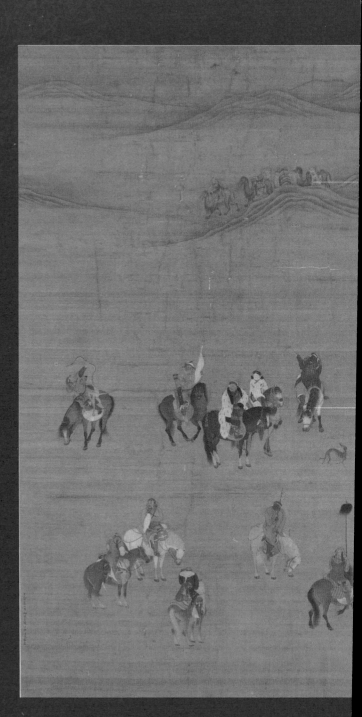

《元世祖出猎图》——塞外大漠里的一场君臣同乐

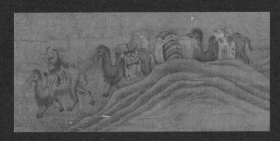

深秋初冬的荒漠寂静无垠，起伏的沙丘之中，一列载物的驼队正缓越而行。

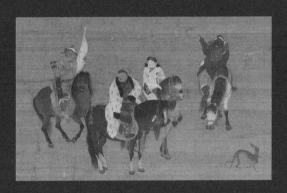

受一少年挽弓劲射飞禽影响，元世祖夫妇跟随从勒马驻看。外穿白裘，内着金龙朱袍的元世祖雍容平静，目光坚定。

时　　代　元朝
尺　　寸　纵 182.9 厘米，横 104.1 厘米
属　　性　绢本，人物鞍马画
收 藏 地　台北"故宫博物院"

1259 年 8 月 11 日，蒙哥在四川合州钓鱼山病逝。9 月 19 日，正在南宋境内湖北一带作战的忽必烈收到了四川异母弟末哥派使者捎来的口信，告知了他蒙哥汗去世的消息，并请忽必烈北归继承帝位。

一开始，忽必烈并没有把这个请求放在心上，他认为自己是奉大汗之命南下攻宋，这个时刻更应该建立功业以告慰大汗之灵，怎么可以就这样草草收场？于是他加紧进攻南宋，并多次获胜。然而，没多久忽必烈又收到正妻察必派出的使者密报，首都哈拉和林众臣正在谋立忽必烈之弟阿里不哥，而且留镇漠北的阿里不哥已经派大将阿蓝答儿在开平附近调兵、脱里赤在燕京附近征集民兵，形势不容乐观，催促忽必烈早日北还。

1260 年年初，忽必烈率军抵达燕京。他心里明白阿里不哥想诱使他回草原的意图，于是把大军驻扎在燕京附近。两月余的时间内，他积极联络诸王，最后抢先一步，扣压了阿里不哥心腹脱里赤后，在新筑成不久的开平城内宣布即大汗位。阿里不哥随即也宣布即位，于是历时四年之久的内战拉开了序幕……

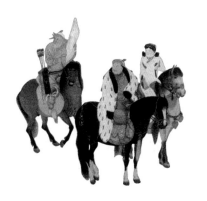

塞外大漠里的一场君臣同乐

██ 忽必烈建元

　　1271 年，在内战中胜出的忽必烈称帝，将国号由"大蒙古国"改为"大元"，8 年后灭南宋，统一中国。忽必烈就是元世祖，大元帝国的第一任皇帝，辖内疆域东起日本海、南抵南海、西至天山、北含贝加尔湖，是有史以来辽阔疆域帝国的缔造者。他在位期间，重用汉臣，推崇儒术，以汉法建立各项政治制度，并关注中原农业的恢复和发展。这一时期在元大都最著名的外国人当属威尼斯人马可·波罗，他不但受到了元世祖的热情招待，还入元廷为官，在中国生活了 17 年后回国，写了一本《马可·波罗游记》，风靡欧洲。

不可或缺的狩猎活动

对于任何游牧民族来说，狩猎都必不可少，它不仅是重要的生产补充方式，还是部落和军队进行训练和精神娱乐的主要方式。最初狩猎只是为了获得食物充饥，获取皮毛保暖，随着经济和社会发展，逐渐演变成一种军事训练和作战演习，还可以起到战时保障军队食物供给类别的作用。

元朝成立后，狩猎逐渐成为大汗和各级王公贵族们喜爱的一种带有军事演习性质的娱乐活动。为维护政权，当时元廷严禁汉人狩猎，同时对狩猎的地域、时间、人员、方式、献祭、扰民，特别是柳林狩猎制定了较详细的制度，形成了有元一代的狩猎体制。

元时大规模的围猎从秋末冬初开始，一直到第二年的初春，其他时间严禁猎杀野兔、黄羊、赤鹿、大型鸟类。大规模的围猎要由君长或族长老带队，捕猎群居性的野生动物时，要有节制，一是不能尽数猎杀，二是不能杀有孕或正处于幼小阶段的动物，违反者严惩。围猎之前，

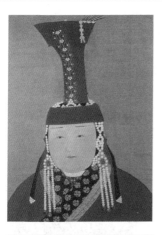

约1271至1281年所作
《元世祖察必皇后半身像》

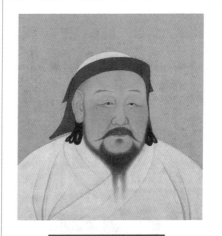

约1271至1294年所作
《元世祖半身像》

先派斥候侦察，猎禽还是猎兽，用何种武器，包围猎物时依人数多少而选择方式不同，就连调鹰、驯犬和每一种猎法，都有清晰明确的技巧。

所谓的"柳林春猎"是指每年二三月份，皇帝要在潞州（今北京通州）的柳林行猎，纵放海东青（矛隼，一种小型的猎鹰）飞捕天鹅。

《元世祖出猎图》

中山（今河北定州）人刘贯道是元初极富声望的肖

像画家，曾因画元世祖早亡的皇太子真金肖像《裕宗像》而受到赏识，补御衣局使（元朝特有机构，专生产皇家所用之物）。1280年，他奉命画了《元世祖出猎图》，描绘的是元世祖深秋初冬之时率随从赴塞外戈壁狩猎的情景。

画面以广袤无垠的荒漠为背景，远处起伏的沙丘之中一支驼队正在横越。近处，没有浩浩荡荡的围猎铁骑，只有以元世祖忽必烈为画面中央的10个人，奔跑速度极快的细犬、勇猛凶狠的猎豹各1只，鹰中极品白鹘2只。元世祖黑马貂冠，内着云肩式龙袍，外披白亮银鼠裘，脚蹬皮靴，侧身后望；察必皇后头戴暖帽，着白色海青衣，和元世祖并辔而立，一起望向两人身后挽弓劲射飞禽的少年。其余臣仆众人皆勒马环绕周围，或手架白鹘，或挂箭持旗，或马负文豹，皆凝神注视着少年能否箭出禽落。画中有黑人侍仆两名，右下角一名手执骨朵，与另一名执黑纛（dào）的同为礼仪护卫。

画面构图有致，其中老少人物及马匹姿态各异，线条细劲流畅，设色浓丽。在写实的精准刻画中，为后人研究元朝的狩猎制度和仪仗情况及猎宠使用，提供了不可多得的历史细节，验证了《马可·波罗游记》中对元世祖游猎时的场景描绘。

源流之辨

　　由于《元世祖出猎图》画上没有一枚收藏者的钤印，关于它的递藏情况，画作本身能提供的信息几乎为零，甚至在清代所著的《石渠宝笈》中也没有著录。直到 20 世纪 50 年代，这幅作品才首次见录于《故宫书画录》。

　　经过一些学者细致的史料检索，在元朝陈孚的《陈刚中诗集》、钱宰的《临安诗集》，清朝顾复《平生壮观》及纳兰揆叙的《益戒堂诗后集》中人们还是找到了《元世祖出猎图》的身影。据康熙重臣纳兰明珠次子纳兰揆叙所写，康熙五十三年至五十四年期间（1714 年—1715 年），他曾在清宫见到过《元世祖出猎图》。

　　1924 年，冯玉祥将清废帝溥仪逐出紫禁城，随即成立"清室善后委员会"清点接收皇宫内的大量遗存文物，第二年整理出了《元世祖出猎图》。日本侵华战争开始后，它作为"南迁文物"的一员，二十余年间先后辗转上海、成都、南京数地，最终在台北"故宫博物院"安了家。

番外

一 个 职 业 玩

皇上，您的"瘦金体"书法养活了外面很多培训机构，画画也一样，大家都抢着报名学。是不是可以考虑点收点费用？

宋徽宗

作为一个自带流量的豪门当家人，我还缺这点钱儿？

每天等着看我换花样玩儿的人海了去了，撒点下去就当与民同乐了。一会儿咱就视频开起来。

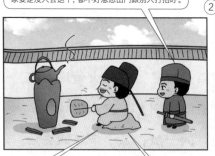

皇上，您的茶艺听说成为招待客人的必学工艺，谁家要是没人会这个，都不好意思出门跟别人打招呼。

这算啥，我还写了本《大观茶论》，今年成为最火的热销榜第一，光版税就够我再玩几年的。

等着吧，很快我海选的贡茶就进宫了，我亲自煮给你们尝尝。

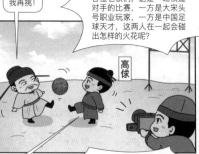

我挑，我挑，我再挑！

各位老铁们，这是一场棋逢对手的比赛，一方是大宋头号职业玩家，一方是中国足球天才，这两人在一起会碰出怎样的火花呢？

高俅

我接，我接，我再接！

诸位千万不要眨眼睛，足球天才的各种花式耍帅有没有像往常一样迎来职业玩家的一记无影脚，马上就见分晓……让游艇飞起来吧！

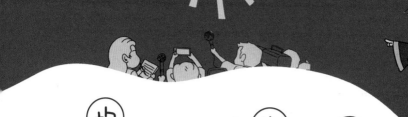

家的人生悲剧

宋徽宗

法师，道友们的岗位我已经设置好了，很快就能入职。各地的道观建得怎么样？这可是我"医疗进基层"最重要的惠民政策之一，可不能马虎。

③

那是自然，"十道九医"，既然是造福百姓，哪儿有不尽心的理由？只要金主您资金到位……您亲自批注的各种版本《道德经》也已经下发出去了，道观内基本人手一本，每天抽查背诵……

宣和画院

期末必考技艺。考不好，开除出院，永不录用噢！

李唐　王希孟

张择端

听说仅一只鹤他就画过20种不同姿态，优秀毕业生画的孔雀开屏，他瞄一眼就能找出Bug来。

可不，在书画界，他就是标杆啊！偶像，偶像！

佳作，一幅永流传！努力，我要努力，我要变成万人迷！

蔡京

老大，今年的"花石纲"悉数入库，其中有一个太湖石，高四丈，拆水门、断桥梁、凿城池，我可没少挨骂。但为了老大您，这都不叫事儿！

④

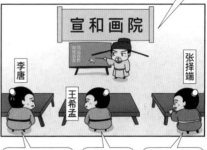
赵恒

报，汴京失守，金兵入城了，直奔皇宫来了！

这可怎么办？我这么多年收藏的宝贝保不住了，好可惜啊……

懂事，千金难买我喜欢。不是俗话说"宰相肚里能撑船"嘛，你和你的团队都权倾朝野的，怕什么？老大罩着你！

怎么摊上这么个不靠谱的爹，家产没等传我，就全是别人的了……

175

图书在版编目（CIP）数据

我们是历史：藏在国宝背后的故事：共 4 册 / 陈晓
敏著. 一北京：北京理工大学出版社，2021.5
　ISBN 978 - 7 - 5682 - 9128 - 6

　Ⅰ.①我… Ⅱ.①陈… Ⅲ.①文物—介绍—中国
Ⅳ.①K87

　中国版本图书馆 CIP 数据核字（2020）第 192665 号

我们是历史：藏在国宝背后的故事

出 版 发 行 / 北京理工大学出版社有限责任公司

社　　　址 / 北京市海淀区中关村南大街5号

邮　　　编 / 100081

电　　　话 /（010）68914775（总编室）

　　　　　　（010）82562903（教材售后服务热线）

　　　　　　（010）68948351（其他图书服务热线）

网　　　址 / http://www.bitpress.com.cn

经　　　销 / 全国各地新华书店

印　　　刷 / 雅迪云印（天津）科技有限公司

开　　　本 / 880 毫米 × 1230 毫米　　1/32

印　　　张 / 22

字　　　数 / 334 千字　　　　　　　　　　　　　责任编辑 / 田家珍

版　　　次 / 2021 年 5 月第 1 版　2021 年 5 月第 1 次印刷　　文案编辑 / 申玉琴

审　图　号 / GS（2020）5358号　　　　　　　　　责任校对 / 刘亚男

定　　　价 / 168.00元（共 4 册）　　　　　　　　　责任印制 / 李志强